U0307756

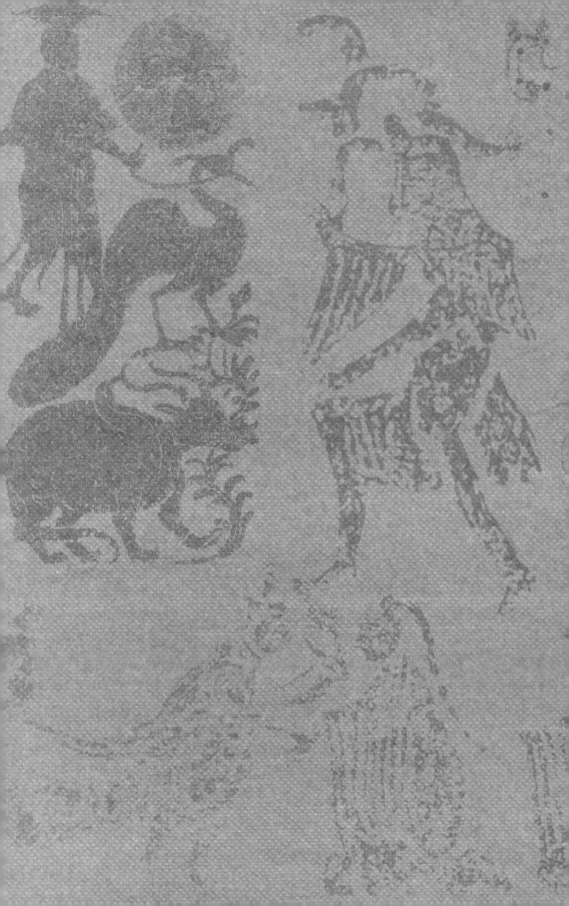

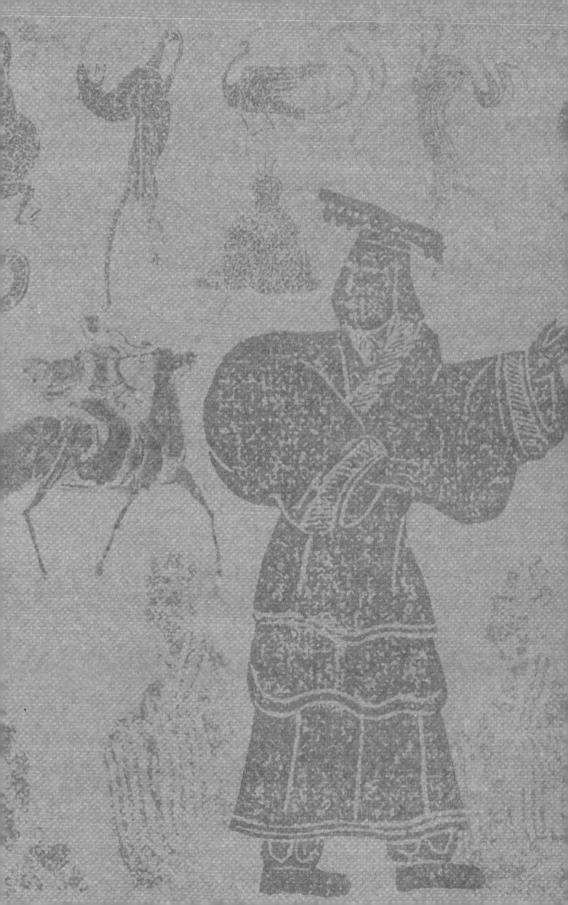

中国古医籍整理丛书

金匮要略直解

清·程 林 撰

谢世平 李志毅 陈晓辉 李 丹 校注

中国中医药出版社

·北 京·

图书在版编目（CIP）数据

金匮要略直解／（清）程林撰；谢世平等校注．
—北京：中国中医药出版社，2015.1（2019.7重印）
（中国古医籍整理丛书）
ISBN 978 - 7 - 5132 - 2173 - 3

Ⅰ.①金…　Ⅱ.①程…②谢…　Ⅲ.①《金匮要略
方论》－注释－汇编　Ⅳ.①R222.32

中国版本图书馆 CIP 数据核字（2014）第 280710 号

中 国 中 医 药 出 版 社 出 版
北京经济技术开发区科创十三街31号院二区8号楼
邮政编码　100176
传真　010 64405750
保定市中画美凯印刷有限公司印刷
各地新华书店经销
＊
开本 710×1000　1/16　印张 15.25　字数 104 千字
2015 年 1 月第 1 版　2019 年 7 月第 2 次印刷
书　号　ISBN 978 - 7 - 5132 - 2173 - 3
＊
定价　46.00 元
网址　www.cptcm.com

如有印装质量问题请与本社出版部调换（010 64405510）
版权专有　侵权必究
社长热线　010 64405720
购书热线　010 64065415　010 64065413
微信服务号　zgzyycbs
书店网址　csln.net/qksd/
官方微博　http：//e.weibo.com/cptcm
淘宝天猫网址　http：//zgzyycbs.tmall.com

前　言

　　中医药古籍是传承中华优秀文化的重要载体，也是中医学传承数千年的知识宝库，凝聚着中华民族特有的精神价值、思维方法、生命理论和医疗经验，不仅对于传承中医学术具有重要的历史价值，更是现代中医药科技创新和学术进步的源头和根基。保护和利用好中医药古籍，是弘扬中国优秀传统文化、传承中医学术的必由之路，事关中医药事业发展全局。

　　1949 年以来，在政府的大力支持和推动下，开展了系统的中医药古籍整理研究。1958 年，国务院科学规划委员会古籍整理出版规划小组在北京成立，负责指导全国的古籍整理出版工作。1982 年，国务院古籍整理出版规划小组召开全国古籍整理出版规划会议，制定了《古籍整理出版规划（1982—1990）》，卫生部先后下达了两批 200 余种中医古籍整理任务，掀起了中医古籍整理研究的新高潮，对中医文化与学术的弘扬、传承和发展，发挥了极其重要的作用，产生了不可估量的深远影响。

　　2007 年《国务院办公厅关于进一步加强古籍保护工作的意见》明确提出进一步加强古籍整理、出版和研究利用，以及

"保护为主、抢救第一、合理利用、加强管理"的方针。2009年《国务院关于扶持和促进中医药事业发展的若干意见》指出，要"开展中医药古籍普查登记，建立综合信息数据库和珍贵古籍名录，加强整理、出版、研究和利用"。《中医药创新发展规划纲要（2006—2020）》强调继承与创新并重，推动中医药传承与创新发展。

2003~2010年，国家财政多次立项支持中国中医科学院开展针对性中医药古籍抢救保护工作，在中国中医科学院图书馆设立全国唯一的行业古籍保护中心，影印抢救濒危珍本、孤本中医古籍1640余种；整理发布《中国中医古籍总目》；遴选351种孤本收入《中医古籍孤本大全》影印出版；开展了海外中医古籍目录调研和孤本回归工作，收集了11个国家和2个地区137个图书馆的240余种书目，基本摸清流失海外的中医古籍现状，确定国内失传的中医药古籍共有220种，复制出版海外所藏中医药古籍133种。2010年，国家财政部、国家中医药管理局设立"中医药古籍保护与利用能力建设项目"，资助整理400余种中医药古籍，并着眼于加强中医药古籍保护和研究机构建设，培养中医古籍整理研究的后备人才，全面提高中医药古籍保护与利用能力。

在此，国家中医药管理局成立了中医药古籍保护和利用专家组和项目办公室，专家组负责项目指导、咨询、质量把关，项目办公室负责实施过程的统筹协调。专家组成员对古籍整理研究具有丰富的经验，有的专家从事古籍整理研究长达70余年，深知中医药古籍整理研究的重要性、艰巨性与复杂性，履行职责认真务实。专家组从书目确定、版本选择、点校、注释等各方面，为项目实施提供了强有力的专业指导。老一辈专家的学术水平和智慧，是项目成功的重要保证。项目承担单位山东中医药大学、南京中医药大学、上海中医药大学、福建中医药大学、浙江省中医药研究院、陕西省中医药研究院、河南省中医药研究院、辽宁中医药大学、成都中医药大学及所在省市中医药管理部门精心组织，充分发挥区域间互补协作的优势，并得到承担项目出版工作的中国中医药出版社大力配合，全面推进中医药古籍保护与利用网络体系的构建和人才队伍建设，使一批有志于中医学术传承与古籍整理工作的人才凝聚在一起，研究队伍日益壮大，研究水平不断提高。

本着"抢救、保护、发掘、利用"的理念，该项目重点选择近60年未曾出版的重要古医籍，综合考虑所选古籍的保护价值、学术价值和实用价值。400余种中医药古籍涵盖了医经、基础理论、诊法、伤寒金匮、温病、本草、方书、内科、外科、女科、儿科、伤科、眼科、咽喉口齿、针灸推拿、养生、医案医话医论、医史、临证综合等门类，跨越唐、宋、金元、明以迄清末。全部古籍均按照项目办公室组织完成的行业标准《中医古籍整理规范》及《中医药古籍整理细则》进行整理校注，绝大多数中医药古籍是第一次校注出版，一批孤本、稿本、抄本更是首次整理面世。对一些重要学术问题的研究成果，则集中收录于各书的"校注说明"或"校注后记"中。

"既出书又出人"是本项目追求的目标。近年来，中医药古籍整理工作形势严峻，老一辈逐渐退出，新一代普遍存在整理研究古籍的经验不足、专业思想不坚定等问题，使中医古籍整理面临人才流失严重、青黄不接的局面。通过本项目实施，搭建平台，完善机制，培养队伍，提升能力，经过近5年的建设，锻炼了一批优秀人才，老中青三代齐聚一堂，有效地稳定了研究队伍，为中医药古籍整理工作的开展和中医文化与学术的传承提供必备的知识和人才储备。

本项目的实施与《中国古医籍整理丛书》的出版，对于加强中医药古籍文献研究队伍建设、建立古籍研究平台，提高古籍整理水平均具有积极的推动作用，对弘扬我国优秀传统文化，推进中医药继承创新，进一步发挥中医药服务民众的养生保健与防病治病作用将产生深远影响。

第九届、第十届全国人大常委会副委员长许嘉璐先生，国家卫生计生委副主任、国家中医药管理局局长、中华中医药学会会长王国强先生，我国著名医史文献专家、中国中医科学院马继兴先生在百忙之中为丛书作序，我们深表敬意和感谢。

由于参与校注整理工作的人员较多，水平不一，诸多方面尚未臻完善，希望专家、读者不吝赐教。

国家中医药管理局中医药古籍保护与利用能力建设项目办公室

二〇一四年十二月

许 序

　　"中医"之名立，迄今不逾百年，所以冠以"中"字者，以别于"洋"与"西"也。慎思之，明辨之，斯名之出，无奈耳，或亦时人不甘泯没而特标其犹在之举也。

　　前此，祖传医术（今世方称为"学"）绵延数千载，救民无数；华夏屡遭时疫，皆仰之以度困厄。中华民族之未如印第安遭染殖民者所携疾病而族灭者，中医之功也。

　　医兴则国兴，国强则医强。百年运衰，岂但国土肢解，五千年文明亦不得全，非遭泯灭，即蒙冤扭曲。西方医学以其捷便速效，始则为传教之利器，继则以"科学"之冕畅行于中华。中医虽为内外所夹击，斥之为蒙昧，为伪医，然四亿同胞衣食不保，得获西医之益者甚寡，中医犹为人民之所赖。虽然，中国医学日益陵替，乃不可免，势使之然也。呜呼！覆巢之下安有完卵？

　　嗣后，国家新生，中医旋即得以重振，与西医并举，探寻结合之路。今也，中华诸多文化，自民俗、礼仪、工艺、戏曲、历史、文学，以至伦理、信仰，皆渐复起，中国医学之兴乃属必然。

迄今中医犹为国家医疗系统之辅，城市尤甚。何哉？盖一则西医赖声、光、电技术而于 20 世纪发展极速，中医则难见其进。二则国人惊羡西医之"立竿见影"，遂以为其事事胜于中医。然西医已自觉将入绝境：其若干医法正负效应相若，甚或负远逾于正；研究医理者，渐知人乃一整体，心、身非如中世纪所认定为二对立物，且人体亦非宇宙之中心，仅为其一小单位，与宇宙万象万物息息相关。认识至此，其已向中国医学之理念"靠拢"矣，虽彼未必知中国医学何如也。唯其不知中国医理何如，纯由其实践而有所悟，益以证中国之认识人体不为伪，亦不为玄虚。然国人知此趋向者，几人？

国医欲再现宋明清高峰，成国中主流医学，则一须继承，一须创新。继承则必深研原典，激清汰浊，复吸纳西医及我藏、蒙、维、回、苗、彝诸民族医术之精华；创新之道，在于今之科技，既用其器，亦参照其道，反思己之医理，审问之，笃行之，深化之，普及之，于普及中认知人体及环境古今之异，以建成当代国医理论。欲达于斯境，或需百年欤？予恐西医既已醒悟，若加力吸收中医精粹，促中医西医深度结合，形成 21 世纪之新医学，届时"制高点"将在何方？国人于此转折之机，能不忧虑而奋力乎？

予所谓深研之原典，非指一二习见之书、千古权威之作；就医界整体言之，所传所承自应为医籍之全部。盖后世名医所著，乃其秉诸前人所述，总结终生行医用药经验所得，自当已成今世、后世之要籍。

盛世修典，信然。盖典籍得修，方可言传言承。虽前此 50 余载已启医籍整理、出版之役，惜旋即中辍。阅 20 载再兴整理、出版之潮，世所罕见之要籍千余部陆续问世，洋洋大观。

今复有"中医药古籍保护与利用能力建设"之工程，集九省市专家，历经五载，董理出版自唐迄清医籍，都400余种，凡中医之基础医理、伤寒、温病及各科诊治、医案医话、推拿本草，俱涵盖之。

噫！璐既知此，能不胜其悦乎？汇集刻印医籍，自古有之，然孰与今世之盛且精也！自今而后，中国医家及患者，得览斯典，当于前人益敬而畏之矣。中华民族之屡经灾难而益蕃，乃至未来之永续，端赖之也，自今以往岂可不后出转精乎？典籍既蜂出矣，余则有望于来者。

谨序。

第九届、十届全国人大常委会副委员长

许嘉璐

二〇一四年冬

王 序

中医学是中华民族在长期生产生活实践中，在与疾病作斗争中逐步形成并不断丰富发展的医学科学，是中国古代科学的瑰宝，为中华民族的繁衍昌盛作出了巨大贡献，对世界文明进步产生了积极影响。时至今日，中医学作为我国医学的特色和重要医药卫生资源，与西医学相互补充、相互促进、协调发展，共同担负着维护和促进人民健康的任务，已成为我国医药卫生事业的重要特征和显著优势。

中医药古籍在存世的中华古籍中占有相当重要的比重，不仅是中医学术传承数千年最为重要的知识载体，也是中医为中华民族繁衍昌盛发挥重要作用的历史见证。中医药典籍不仅承载着中医的学术经验，而且蕴含着中华民族优秀的思想文化，凝聚着中华民族的聪明智慧，是祖先留给我们的宝贵物质财富和精神财富。加强对中医药古籍的保护与利用，既是中医学发展的需要，也是传承中华文化的迫切要求，更是历史赋予我们的责任。

2010 年，国家中医药管理局启动了中医药古籍保护与利用能力建设项目。这既是传承中医药的重要工程，也是弘扬优秀民族文化的重要举措，不仅能够全面推进中医药的有效继承和创新发展，为维护人民健康做出贡献，也能够彰显中华民族的璀璨文化，为实现中华民族伟大复兴的中国梦作出贡献。

相信这项工作一定能造福当今，嘉惠后世，福泽绵长。

国家卫生与计划生育委员会副主任

国家中医药管理局局长

中华中医药学会会长

王国强

二〇一四年十二月

马 序

新中国成立以来，党和国家高度重视中医药事业发展，重视古籍的保护、整理和研究工作。自 1958 年始，国务院先后成立了三届古籍整理出版规划小组，分别由齐燕铭、李一氓、匡亚明担任组长，主持制订了《整理和出版古籍十年规划（1962—1972）》《古籍整理出版规划（1982—1990）》《中国古籍整理出版十年规划和"八五"计划（1991—2000）》等，而第三次规划中医药古籍整理即纳入其中。1982 年 9 月，卫生部下发《1982—1990 年中医古籍整理出版规划》，1983 年 1 月，保证了中医古籍整理出版办公室正式成立，中医古籍整理出版规划的实施。2002 年 2 月，《国家古籍整理出版"十五"（2001—2005）重点规划》经新闻出版署和全国古籍整理出版规划领导小组批准，颁布实施。其后，又陆续制定了国家古籍整理出版"十一五"和"十二五"重点规划。国家财政多次立项支持中国中医科学院开展针对性中医药古籍抢救保护工作，文化部在中国中医科学院图书馆专门设立全国唯一的行业古籍保护中心，国家先后投入中医药古籍保护专项经费超过 3000 万元，影印抢救濒危珍、善、孤本中医古籍 1640 余种，开展了海外中医古籍目录调研和孤本回归工作。2010 年，国家财政部、国家中医药管理局安排国家公共卫生专项资金，设立了"中医药古籍保护与利用能力建设项目"，这是继 1982～1986 年第一批、第二批重要中医药古籍整理之后的又一次大规模古籍整理工程，重点整理新中国成立后未曾出版的重要古籍，目标是形成并普及规范的通行本、传世本。

为保证项目的顺利实施，项目组特别成立了专家组，承担咨询和技术指导，以及古籍出版之前的审定工作。专家组中的许多成员虽逾古稀之年，但老骥伏枥，孜孜不倦，不仅对项目进行宏观指导和质量把关，更重要的是通过古籍整理，以老带新，言传身教，培养一批中医药古籍整理研究的后备人才，促进了中医药古籍保护和研究机构建设，全面提升了我国中医药古籍保护与利用能力。

作为项目组顾问之一，我深感中医药古籍保护、抢救与整理工作的重要性和紧迫性，也深知传承中医药古籍整理经验任重而道远。令人欣慰的是，在项目实施过程中，我看到了老中青三代的紧密衔接，看到了大家的坚持和努力，看到了年轻一代的成长。相信中医药古籍整理工作的将来会越来越好，中医药学的发展会越来越好。

欣喜之余，以是为序。

中国中医科学院研究员

马继兴

二〇一四年十二月

校注说明

　　《金匮要略直解》为明末清初著名医家程林所撰。程林，字云来，别号静观居士，生卒年不详。为新安（今安徽歙县）槐塘人。曾随其叔祖程衍道（敬通）习医，后成为新安医家代表人物之一。撰有《伤寒论集注》、《金匮要略直解》3 卷、《本草笺要》、《一屋微言》、《医暇卮言》2 卷、《即得方》及《圣济总录纂要》26 卷（《四库全书》著录）。

　　程林采取"以经证经"之法，注释悉本《灵枢》《素问》《神农本草经》《脉经》《难经》《针灸甲乙经》《中藏经》及《伤寒论》等古典医籍，并附六朝、唐、宋名家之论，对《金匮要略》进行诠解。注释宗旨在于"直截简切，文理详明，期于取用，不故作僻语迂论曲解"，故名书为《金匮要略直解》。

　　《金匮要略直解》刊行之后，版本不多。据《中国中医古籍总目》著录，该书版本有：清康熙十二年癸丑（1673）刻本（简称"康熙本"），清卓观堂据康熙十二年刻本影刻本（简称"卓观堂本"），日本抄本（简称"日抄本"），1930 年上海中医书局铅印本（简称"铅印本"）等。经考察，"康熙本"属于该书早期版本、足本；"卓观堂本"为该书影刻本，内容一致；"铅印本"为 1930 年秦伯未整理的《金匮直解》，已失去程林校注的原貌；"日抄本"部分内容与康熙本有出入（详见校注后记）。

　　本次校注以"康熙本"为底本，以"日抄本"为校本加以整理。现将有关问题说明如下：

1. 将原繁体字竖排改为简化字横排，并加以现代标点符号。原"右"字表示前文者，径改为"上"，不出校记。底本正文中部分内容为整段，为便于读者阅读、理解，校注时做分段处理，不出注。

2. 对原本中异体字、俗写字径改为规范字。对难字、生僻字词加以简明注释。

3. 原书中凡是"藏""府"等字义为"脏""腑"时，径改之，不再出注。原本中多处出现"消石"，统一径改为"硝石"，不出校记。

4. 同词同义在文中需多次出注者，只在首见处出注。

5. "以经证经"是程林注解《金匮要略》的一个特点，原书中大量引用了历代医家著述。本次整理中对本书所引用语句凡与今通行本原文一致者加引号，一般不出注；凡个别字句有出入但不影响理解者，不加引号，一般不出注。凡与通行本原文产生歧义者，注明出处，同时出校语。

6. 原书有目录，今结合正文重新整理，不出校记。

7. 原书"《金匮要略直解》凡例"部分均以"一"开头，今删除。文末注有"《金匮要略直解》凡例终""卷上终"等字，一并删除。

8. 原书正文文字分大、中、小3种字号。今排版后正文大号字用宋体排版；正文中号字用楷体排版；正文小号字（即注文）用仿宋排版。

序

《周礼》史官、乐官与医卜之官，皆世掌之业，故医不世不良。歙①槐塘程氏，为新安巨族，代有达者，松厓②、敬通③，以儒精鸿术，所刻王焘《外台秘要》四十卷，寿世已久，乃今以云来特闻，云来博雅大儒，渔弋艺林最富，念阴阳历律礼乐兵刑关忠孝大者，无出于医。《洪范》以五事分属五行而征休咎④，《太素》以五脏六腑之脉分配五行而诊休咎，其揆甚一。《黄帝素问》协治垂裳，周公制礼，医师隶于冢宰，且医有方，犹兵刑有律，居家人子，须知出为治令，上之寿国，次以寿民，其道大如是。是以流寓西泠，覃精⑤几三十载，应酬之暇，杜门著书，有《伤寒论注》《本草笺要》《一屋微言》《医暇卮言⑥》等集，皆未及付梓。今先以仲景《金匮要略直解》三卷属予梓之，而弁其首⑦。余素知程氏家藏医书，俱灵符宝录⑧，其雠

---

① 歙（shè 社）：地名，今安徽省歙县。

② 松厓（yá 崖）：程玠之字。明代医家，又字文玉。为程林曾叔祖。撰《松厓医径》《脉法指明》等书。

③ 敬通：程衍道之字。明清时代医家。为程林族叔，程林少时曾师从程敬通习医。撰《程敬通医案》等书。

④ 休咎：吉凶；善恶。《汉书·刘向传》："向见《尚书·洪范》，箕子为武王陈五行阴阳休咎之应。"

⑤ 覃（tán 谈）精：谓潜心钻研。覃，深入。

⑥ 卮（zhī 知）言：谓随和人意、无主见之言。此用以谦称自己的著作。

⑦ 弁（biàn 变）其首：放在该书的最前面，此指作序。弁，放在最前面。

⑧ 灵符宝录：比喻程氏珍藏的医书其效若神。

较①未梓，有宋徽宗《圣济总录》二百卷，元大德年间，耶律楚材重刊。今宇内无副本，恨不立登梨枣②，以公天下。顾缮刻未易，余兹敢辞弁言乎？或难之曰：昔许嗣宗善医人，劝其著书，答曰：医者，意也，思虑精则得之，口莫能宣，虚著方剂，亦赵括之读父书也。余曰：不然，医之有方，犹匠氏之有规矩，车之有辙迹，渔猎之有筌蹄③也。神明之则，悟在斫轮矣。昔郭涪翁著《针经》《诊脉法》，授弟子程高。玄晏先生④以著述为务，习览经方，手不停注。陶隐居性好《内》《外经》，撰《神农本草》八卷、《太清草木方》三卷、《补肘后救卒方》六卷。王冰得先师所藏《太素》，大为诠次⑤，注《素问》合八十一篇，二十四卷，历二十年乃成。此数先生皆以经方做济渡，云来今亦以经方济渡生民，隐居、涪翁共欣再见。倘有同心君子赞厥⑥成功，令《圣济总录》刊布国门，岂徒寿民，可以寿国矣，是又余之厚望也夫！

康熙癸丑⑦清和月⑧中州年家弟李锦顿首题于宝婺⑨之正和堂

---

① 雠较（chóujiào 仇较）：又作"雠较"，指校勘。雠，校对。

② 梨枣：古代印书的木刻板，多用梨木或枣木刻成，故称雕版印刷的版为"梨枣"。

③ 筌（quán 全）蹄：泛指渔猎工具。筌，捕鱼竹器；蹄，捕兔网。

④ 玄晏先生：指晋代医家皇甫谧，字士安，号玄晏先生。

⑤ 诠（quán 全）次：解释和编排。诠，详细解释，古籍注释体例之一。

⑥ 厥：其。

⑦ 康熙癸丑：即公元 1673 年。

⑧ 清和月：即农历四月。

⑨ 宝婺：古地名。在今浙江金华市。

序①

　　上古之人，生而神圣，妙达医理，故能裨赞②天地，迎毓太和③，使薄海内外④，无夭札⑤淫慝⑥之患。降及周室，首以燮理阴阳⑦寄之，三公大小百执事，程⑧绩课能，莫不民命是重。疡医、食医使冢宰领之，不与他艺齿⑨。汉治近古，阳庆⑩、淳于意之属，烦天子下书，采问其术。虽不尽传，略见于史者，仿佛可诵，至仲景氏大备矣。世独称能《伤寒》，乃《金匮》一书，于杂病无不载，其指奥博，读之者罕。越千五六百季，程君云来始以解著。嗟夫！古书错简多矣，一字之讹，存亡呼吸所系。病有似是实非者，执方有宜古不宜今者，药有耳目未经见者，不缕析之，又从纠正之，则书有时而窒。故医病不一方，犹医国不一法。起仲景于今日，将必有审机察运，转折变化不穷者，直解所繇⑪，通其隐而作也。辛亥三月，余

---

　　① 序：日抄本无此序。

　　② 裨赞：辅助。

　　③ 迎毓（yù 育）太和：辅助天地间冲和之气，毓，辅助；太和，天地间冲和之气，亦指人的精神、元气。

　　④ 薄海内外：遍布海内外。薄，被也。《书·益稷》："外薄四海"。

　　⑤ 夭札：遭疫病而早死。夭，短命，早死；札，疫病，也指遭瘟疫死亡。

　　⑥ 淫慝（tè 忒）：邪恶不正。慝，奸邪，邪恶。

　　⑦ 燮（xiè 谢）理阴阳：指调和、理顺阴阳，使之和谐平衡，各归其位。燮，谐和，调和。

　　⑧ 程：考核、计量。

　　⑨ 不与他艺齿：不与其他行业同列。齿，并列。

　　⑩ 阳庆：指西汉医学家公乘阳庆。

　　⑪ 繇（yóu 由）：通"由"。从，自。《汉书·魏仲书传》："所繇适于治之路也。"

始识云来于林观察铁厓①坐上，铁厓好异，所纳交多畸人，意云来俶诡②不羁，裂尘纲③以立名誉者。既而昵就余，温然长者，徐出是编，读之终卷，此非训诂言也，其有忧悯之心者耶？自兵、刑、水、旱之气被于生民，使民多疾，其疾为繁苛，为促急，志虑伊郁④，手足拘蹇，而不得舒。诚望良有司在上，体国家爱恤民命之意，弛禁播泽⑤以全活之，庶几治之，既病之余，以收旦夕之效，乃下之，望有司者如是。有司徒置民之疾而莫之省，而能活之者不数数⑥见，是其责不得不转而之医师也。今之医不皆为吏，不及古之盛，而儒者有志于学，往往肆之，如云来者，以黄山甲族⑦累世通显，好临安山水，侨居其间，逍遥自肆，日抱遗书守成法，抉摘义例，以教天下后世之业，是者，随所遇而尽心焉。以勷⑧治道所不及，功不既伟矣乎？铁厓不复作，谁为闻我言致忾⑨也！

康熙癸丑长至⑩后三日檇李⑪曹溶⑫撰

---

① 林观察铁厓：明末清初文学家林嗣环，字铁厓。撰有《铁崖文集》《岭南纪略》等书。观察，清代对道员的尊称。

② 俶（chù 处）诡：奇异。

③ 裂尘纲：指反对世间的纲常伦理。

④ 伊郁：忧愤郁结。

⑤ 弛禁播泽：解除禁令，广布恩泽。

⑥ 数数：每每、经常。

⑦ 甲族：指世家大族。

⑧ 勷（xiāng 乡）：助，辅助。

⑨ 忾（kài 慨）：愤怒，愤恨。

⑩ 长至：指夏至。夏至白昼最长，故称。

⑪ 檇（zuì 最）李：古地名。在今浙江省嘉兴市一带。

⑫ 曹溶：明末清初人，字秋岳，撰《静惕堂诗词集》《粤游草》等书。

序①

　　能通天、地、人三才之谓儒，则亦能通天、地、人三才之谓医。医之道，难言之矣。仲景有言：自非才高识妙，岂能探其理致。正以人有腑脏，以迄毛肤窍理，罔不本于阴阳，肖乎物类。从医道究极渊玄②，非于参赞化育处，得穷理尽性之诣，不足以语此。若余宗之有云来，固所称才高识妙之士也。其人天资卓迈，博雅不群，一切斗历星槎③之纪，山川舆载④之书，罔不洞晰精微，探其玄奥。即下而至于虫鱼羽介，草木夭乔，亦复穷类研求，形之于图章书画而精妙绝伦。当今世而推景纯⑤、茂先⑥其人，舍云来谁为流亚⑦者？乃寻常艺余，尤复究心于医。以经天纬地之能，格物致知之学，尽收而覃精于一艺，求其不精且良，不可得也。余尝与之综理古籍，讨论医流，诸子百家之言尽成渣滓。而寒寒暑暑，服膺不失者，盖自《灵》《素》而下，一唯张氏仲景是宗。以故余之著《伤寒论后条辨

---

　　① 　序：日抄本无此序。《中国医学大成》将其编入唐代杜光庭撰、程林注的《玉函经》中。

　　② 　渊玄：深邃；深奥。

　　③ 　星槎（chá 查）：指往来于天河的木筏。槎，木筏。

　　④ 　舆载：指地理。舆，车；地之负载万物如大舆，故以"舆"代表地物。

　　⑤ 　景纯：郭璞之字。东晋文学家、训诂学家、道学家，曾注《尔雅》《周易》《山海经》《楚辞》等古籍，撰风水堪舆名著《葬书》。

　　⑥ 　茂先：张华之字。西晋文学家，撰《博物志》10 卷，为我国最早的博物学著作之一。

　　⑦ 　流亚：同一类的人或物。

直解》也，疑无可质，惑无可辨。时云来适游吴门，每一过访，畅言高论，辄复玄屑霏霏①，资余以裨益之力。时虽聆其声咳，实未尽其怀藏。乃今读其所注仲景《金匮要略直解》，抑何渊深浩渺，独为仲景树首倡之勋耶？盖仲景之传书，只此《伤寒论》《金匮要略》二种。古人著书立言之旨，可从其名编处得之。伤寒之有论，一经王叔和变乱，而承讹袭敝不已，余于后条辨中论之不啻②详矣。若《金匮要略》为后世医门类书之祖，仲景诚恐类之既分，后人歧而成杂，故该之以要。要者，繁之对辞也。诚能总其机宜，通其款綮③，则举要可以竟繁。类中自有不类之法在，从此而合离变化，应用无方，此之谓略，略犹韬略之略。门类虽分，握奇制胜在法，不啻医门中之有钤④书也。其中秘奥，尽从《内经》中节宣之，而成条成理，在后人深思而始得之，故总而名之以《金匮要略》。后人不达前贤立言之旨，而又不肯安于寡陋。妄谓《要略》实为《伤寒论》中分出，并窜去"要略"字，而易之以《金匮玉函经》，玉配金，函配匮，四字中自为对类体，仲景当不若此之蒙。至于"经"之一字，仲景固不若此之僭，或以为后人从而尊之之辞。夫去其弁书之本名而尊以易之，则自古迄今，所宗尚者莫如孔子，何不尊《学》《庸》《论语》，而易之曰《大学经》《中庸经》《论语经》耶？甚矣！世人不能于名书处，寻出古人门户，只此开口，便尔⑤胡

---

① 玄屑霏霏：形容滔滔不绝的谈吐。
② 不啻（chì 赤）：不仅，何止。啻，但，只。
③ 款綮（qǐng 请）：事物的关键之处。款，条文的项目；綮，筋骨结合处。
④ 钤（qián 前）：锁钥，关键。
⑤ 便尔：随随便便。

乱，欲求仲景尚有传书，胡可得也？故余于《伤寒论》已有注矣，今更得云来注及《金匮要略》，以补余书之所未逮，而且匡救其缺失。盖余书有放浪纵肆处，而云来则惜墨如金。余书有恢谐俚谑处，而云来则酌言成雅。余书有离奇跃冶①不践迹处，而云来则回环曲折，处处圆中规而方中距。意者余书在翻驳前人，势不得不如彼，云来在承启后学，势不得不如此耶。余读其书，宽缓中自是紧严，审致中自是开阔。仲景有此阶梯，《金匮要略》方可适用，不致设论有余，疗病不足。正朱子②所谓如游阿房之宫，千门万户，随其所入，如适大道之衢③；珍奇菽帛④，随其所取之书也。此则举世之楷模，又岂止余一人之药石已者。独是以"直解"名书，与余之"后条辨"，颇无异同，岂于"典""浅""显"三字，余旨或有契⑤于云来欤？余固糠秕在前，倘得云来鞭策之，使人谓南阳之传书，尚有新安二程子⑥一家言，则余年虽迈，敢不负弩矢，执鞭弭，力追才高识妙之云来，返扬其后尘，而步亦步，以通三才而为儒；趋亦趋，以通三才而为医哉！

　　　　　　元谭公⑦五十二世裔草市应旄⑧顿首书

---

① 跃冶：比喻自以为能，急于求用。

② 朱子：指宋代理学家朱熹。

③ 衢：四通八达的大路。

④ 珍奇菽（shū 书）帛：指珍奇的食物、衣物。菽，豆类的总称。

⑤ 契：相合，相投。

⑥ 新安二程子：指程林、程应旄二人。

⑦ 元谭公：指程元谭。东晋人，字会普，曾任新安太守，后被奉为新安程氏始祖。

⑧ 应旄：程应旄（郊倩），为程林族人，同为新安著名医家，撰《伤寒论后条辨》等书。

《金匮玉函要略方论》序

张仲景为《伤寒杂病论》合十六卷，今世但传《伤寒论》十卷，杂病未见其书，或于诸家方中载其一二矣。翰林学士王洙在馆阁日，于蠹简中得仲景《金匮玉函要略方》三卷，上则辨伤寒，中则论杂病，下则载其方，并疗妇人，乃录而传之士流，才数家耳。尝以对方证对者，施之于人，其效若神。然而或有证而无方，或有方而无证，救疾治病其有未备。国家诏儒臣校正医书，臣奇①先校定《伤寒论》，次校定《金匮玉函经》，今又校成此书，仍以逐方次于证候之下，使仓卒之际，便于检用也。又采散在诸家之方，附于逐篇之末，以广其法。即疟病牡蛎汤、中风侯氏黑散之类。以其伤寒文多节略，故断②自杂病以下，终于饮食禁忌，凡二十五篇，除重复合二百六十二方仲景只二百二十九方，余俱附方，勒成上、中、下三卷，依旧名曰《金匮方论》。臣奇尝读《魏志·华佗传》云：出书一卷曰"此书可以活人"。每观华佗凡所疗病，多尚奇怪，不合圣人之经。臣奇谓活人者，必仲景之书也。大哉！炎农③圣法，属我盛旦，恭惟主上，丕承④大统，抚育元元⑤，颁行方书，拯济疾苦，使和气盈溢，而万物莫不尽和矣。

---

① 奇：北宋医家孙奇。
② 断：截取，划分。
③ 炎农：即炎帝，神农氏。
④ 丕承：很好地继承，旧谓帝王承天受命。
⑤ 元元：百姓；庶民。

太子右赞善大夫臣高保衡、尚书都官员外郎臣孙奇、尚书司封郎中充秘阁校理臣林亿等传上。

明应天徐镕①谨按《文献通考》② 二百二十二卷中《金匮玉函经》八卷条下：晁氏③曰："汉张仲景撰，晋王叔和集。设答问④杂病形证脉理，参以疗治之方。仁宗朝王洙得于馆中，用之甚效，合二百六十二方"。据此并前林序云"依旧名《金匮方论》"，则王洙馆中所得，名曰《金匮玉函要略方》，系五代时改名耳，所以《通考》只云《金匮玉函经》也，是《金匮玉函经》元时已无矣。夫《金匮玉函经》八卷，东汉张仲景祖书名也。《金匮方论》三卷、《伤寒论》十卷，似西晋王叔和选集撰次，后俗传书名也。若《金匮玉函要略方》，五代及宋相沿书名也。今单名《金匮要略》而去其玉函二字，愈远而愈失其真矣。又据晋皇甫谧《甲乙》云："仲景论广伊尹汤液，用之多验""王叔和撰次仲景选论甚精，指事施用"，即今俗所分《伤寒论》《金匮要略》是也。华佗指张长沙《伤寒论》为活人书，昔人又以《金匮玉函》名之，其重于世如此。然其言雅，非精于经络不能晓会，是宋时裁分《伤寒论》《金匮要略》为二书也。成无己《明理论》云："自古诸方，历岁浸⑤远，难可考

---

① 徐镕：明代医家，号匿迹市隐逸人。
② 文献通考：书名。348 卷。元代学者马端临编撰。
③ 晁氏：指晁说之。北宋人，字以道，号景迂生。撰《嵩山文集》（又名《景迂生集》）20 卷。
④ 答问：日抄本作"问答"。
⑤ 浸：逐渐。

评，惟仲景方为众方之祖。是以仲景本伊尹之法，伊尹本神农之经，医帙①之中，特为枢要，参今法古，不越毫末，乃大圣之所作也。"只因无己七十八岁撰成《明理论》，八十岁注完《伤寒论》，未暇注《金匮要略》，所以俗医分为二门。至今众口一辞，诮②仲景能治伤寒，不能疗杂病也，冤哉！

万历戊戌③孟夏市隐逸人识

---

① 医帙（zhì 志）：医书。
② 诮（qiào 俏）：讥讽。
③ 万历戊戌：即公元 1598 年。

凡 例

仲景自云：勤求古训，博采众方，撰用《素问》《九卷》《八十一难》《阴阳大论》《胎胪药录》，并平脉辨证，为《伤寒杂病论》合十六卷①。考之《经籍志》②，内府所藏者，《金匮玉函》八卷、《脉经》一卷、方十五卷③、《评病要方》一卷④、《五藏论》⑤、《口齿论》一卷、《疗妇人方》二卷。今所见者，《伤寒论》十卷、《金匮要略》三卷也。

是书明初有赵以德注，嗣后有胡引年注，方论讹舛⑥甚多。今广求善本改正，其阙文⑦疑义者，存之以待来学。

引证诸书，悉本《灵》《素》《本草》《脉》《难》《甲乙》《中藏》及《伤寒论》。其六朝唐宋诸名家，有确论者亦附之。林也后学，以经证经，要在直截简切，义理详明，期⑧于取用，不故作僻语迂论⑨曲解，以欺误人也。

斯道之妙，洞彻气化之机，精贯阴阳之理，非参究之士，

---

① 合十六卷：原作"各十卷"，据《伤寒论自序》改。
② 经籍志：即《隋书·经籍志》。
③ 方十五卷：指《隋书·经籍志》所载《张仲景方》15 卷。
④ 评病要方一卷：指《隋书·经籍志》所载《张仲景评病要方》一卷。
⑤ 五藏论：指《隋书·经籍志》所载《藏论》5 卷。
⑥ 讹舛（chuǎn 喘）：错误，误谬，多指文字方面。舛，错误，差错。
⑦ 阙文：脱漏的字句。
⑧ 期：相合，适合。
⑨ 僻语迂论：怪僻、不合时宜的语言或见解。

语之不知；非达道之人，传之莫习。故读仲景《金匮》，必融会仲景《伤寒》，澄心①年月，便领悟其旨趣。否则得此失彼，未许窥其要妙也。

仲景方法，如麻黄汤先煮麻黄者，大承气后内芒硝者，大小柴胡复煎者；有顿服、温服、小冷服、日三服、日三夜一服、日再服；其助药力，有啜粥，有饮暖水，有食糜②者，有重覆取汗，取微似有汗，取下，取利小便者，如此之类，未可一二详载。方法圆通，千古不能逾越，故谓之祖方焉。

家藏伤寒书，自郭白云③、庞安常④、成无己后，约五十余家。行将剞劂⑤《伤寒集注》，公诸宇内。

宋林亿校正，附唐人诸方，如侯氏黑散之类，今皆删去。其柴胡引子，则宋人方也。

---

① 澄心：使心情清静。
② 食糜：指吃烂、碎、易消化的食物。
③ 郭白云：指郭雍。宋代医家，字子和，自号白云先生，撰《伤寒补亡论》等书。
④ 庞安常：指庞安时。宋代医家，字安常，撰《伤寒总病论》等书。
⑤ 剞劂（jījué 机觉）：雕板；刻印。剞，曲刀；劂，曲凿。

目 录

卷　　上

脏腑经络先后病脉证第一

问曰：上工治未病，何也。师曰：夫治未病者，见肝之病，知肝传脾，当先实脾。四季脾王不受邪，即勿补之。中工不晓相传，见肝之病，不解实脾，惟治肝也。夫肝之病，补用酸，助用焦苦，益用甘味之药调之。酸入肝，焦苦入心，甘入脾。脾能伤肾，肾气微弱，则水不行，水不行则心火气盛，心火气盛，则伤肺，肺被伤，则金气不行，金气不行，则肝气盛，肝气盛，则肝自愈。此治肝补脾之要妙也。肝虚则用此法，实则不在用之。《经》曰：虚虚实实，补不足，损有余，是其义也，余脏准此。

孙子曰：水之性，避高而就下；兵之机，避实而击虚。工之用药，亦犹将之用兵。医之与将，异事而同能，不可不察也。是以上工治未病者，以其易为力也。《灵枢经》曰："无迎逢逢之气，无击堂堂之阵"。不治已病者，非故舍之也，避其锐也。《阴阳应象论》曰："因其轻而扬之，因其重而减之，因其衰而彰之"，所谓因者，乘其机也。治未病者，谓治未病之脏腑，非治未病之人也。夫五味入胃，各归其所喜，酸先入肝，苦先入心，甘先入脾，辛先入肺，咸先入肾。是见肝之病，当先用甘实脾，使土旺则能胜水，水不行，则火盛而制金，金不能平木，肝病自愈矣，此治肝补脾，治未病之法也。愚谓见肝补脾则可，若谓补脾则伤肾，肾可伤乎？火盛则伤肺，肺可伤乎？然则肝病虽愈，又当准此法以治肺、治肾，五脏似无宁日也。"伤"字当作"制"字看，制之，则五脏和平，而诸病不作矣。

李濒湖①曰："酸苦甘辛咸，一定而不变者，五味也。其或补或泻，则因五脏四时而迭相施用也。寒热温凉，一定而不变者，四气也，其于五脏补泻，亦迭相施用也。"仲景以酸补肝，而《素问》又以酸泻肝。此以焦苦补心，而吐衄又以三黄泻心。圆机②者可迭相施用，非濒湖不能语此也。

夫人禀五常，因风气而生长，风气虽能生万物，亦能害万物，如水能浮舟，亦能覆舟。若五脏元真通畅，人即安和，客气邪风，中人多死。千般疢③难，不越三条：一者，经络受邪，入脏腑，为内所因也；二者，四肢九窍，血脉相传，壅塞不通，为皮肤所中也；三者，房室、金刃、虫兽所伤。以此详之，病由都尽。若人能养慎，不令邪风干忤经络；适中经络，未流传腑脏，即医治之。四肢才觉重滞，即导引、吐纳、针灸、膏摩，勿令九窍闭塞；更能无犯王法、禽兽灾伤，房室勿令竭乏，服食节其冷、热，苦、辛、酸、甘，不遗形体有衰，病则无由入其腠理。腠者，是三焦通会元真之处，为血气所注；理者，是皮肤脏腑之文理也。

五常，谓仁、义、礼、智、信。以肝之德为仁，肺之德为义，心之德为礼，肾之德为智，脾之德为信。五脏备而五德并，亦必因风而生长。《灵枢经》曰："风从其所居之乡来为实风，主长养万物"。《律书》④云："条风居东北，主出万物，是因风而生也。"《灵枢经》曰：风从其冲后来者为虚风，主杀主害，是因

---

① 李濒湖：即明代著名医家李时珍。著《本草纲目》。
② 圆机：指见解超脱，圆通机变。
③ 疢（chèn 趁）：热病，亦泛指病。
④ 律书：即《史记》卷二十五《律书》。

风而害也，谨候虚风而避之，故圣人避风如避矢石焉。王子亨^①曰：舟行于水，人处于风，水能泛舟而亦能覆舟，风能养体而亦能害体。盖谓船漏水入，体漏风伤，其理一也。千般疢难，不外三因，详之三因，病由都尽。故虚邪贼风，避之有时，不致干忤经络。若适中经络，不时即治，勿隐忍冀差^②，以成痼疾，即按跷导引，吐故纳新，针灸以通其穴腧，膏摩以泽其肌肤。王法不干，虫兽无忤，更饮食有节，起居有常，病则无由入矣。腠理，一作腌理，三焦出气以温肌肉。元真之所凑会，血气之所灌渗也。理者，有粗理，有小理，有密理，有分理，有肉理，此皮肤之理也。腑之环回周叠，脏之厚薄结直，此脏腑之理也。

"风气能生万物，亦能害万物"论

盈天地之间，气也。气之浊者下降而为水，气之清者动荡而为风。是风也，即气也。当其和煦之时，发育群品；及其震裂之际，摧殒万形。故春夏之风多生长，秋冬之风能肃杀，风主之也。天地间万物，无非禀五行。五行禀风以生，亦禀风以杀。以其生者言，木得风，则遂其条达之情；火得风，则遂其上炎之性，是木火不可无风也。五金之矿，生于地则质柔，见风则刚。五金之器，藏于地则质软，得风则硬。是金不得风，不能以成坚劲之体也。雨至风来，风生潮上，是水之必随风也。平野之土则动植滋蕃，湫隘^③之地则草木枯悴，得风不得风故也。风生于东，则东方之土温；风生于南，则南方之土热；风生于西，则西方之土凉；风生于北，则北方之土寒。高者风寒，

---

① 王子亨：古代医家，生平不详，宋代陈自明《妇人大全良方》收有《王子亨方论》。

② 差：同"瘥"。

③ 湫（jiǎo 脚）隘：低洼狭小。湫，低洼。

下者风热,是上下四方之风气殊,而土俗亦异。故《孔子家语》①曰:"迁风移俗",是土必随风也。以其杀者言,金之坚也,鼓迅风则熔;水之荣也,值刚风则摧;火之炎也,得暴风则熄;水之溢也,当金风则落;土之湿也,悬高风则干。故人以春甲乙伤于风者为肝风;夏丙丁伤于风者为心风;季夏戊己伤于邪者为脾风;秋庚辛中于邪者为肺风;冬壬癸中于邪者为肾风。② 其六腑之风,未可详载。以风为百病之长,善行而数变,行于地,则发屋折木,扬砂石;中于人,则起毫毛而发腠理也。《灵枢》以八方虚风为杀,而《孔子家语》亦以八方之风为生,故曰八主风,风生虫,以风字从几从虫也。人在天地间,亦一虫也。夫虫有五,裸虫者三百六,人为之长。鳞虫者三百六,龙为之长。介虫者三百六,龟为之长。羽虫者三百六,凤为之长。毛虫者三百六,麟为之长。故《说文》曰:"风动虫生"。如伤寒六经传变,独厥阴风木能令吐蛔者,足征风动虫生,此天人合一之义也。是以圣人明生杀消长之道,则能提挈天地,把握阴阳。故盈天地之间风也,盈天地之间气也。人能盗天地则聚成形而散成风,天地而盗人则囿于生长壮老死。故佛经以风轮主持大地。《内经》曰:"神在天为风"。又曰:"大气举之"。风之与气,明阴阳者自详辨焉。又论曰:"风之微也,一纸之隔,则不能过。及其怒也,拔木折屋,掀海摇山,天地为之震动,日月为之蔽亏。所谓天下之至柔,驰骋天下之至刚

---

① 孔子家语:是一部记录孔子及孔门弟子思想言行的古书,三国王肃撰。"迁风移俗"一句,见《孔子家语·六本》。

② 以春甲乙……为肾风:语出《素问·风论》,指在春季或甲日、乙日感受风邪的,病成肝风;在夏季或丙日、丁日感受风邪的,病成心风;在长夏或戊日、己日感受风邪的,病成脾风;在秋季或庚日、辛日感受风邪的,病成肺风;在冬季或壬日、癸日感受风邪的,病成肾风。

者耶。且百物之生，非风不能长养，而及其肃杀收成之者，亦风也。人居大块①之中，乘气以行，鼻息呼吸，不能顷刻去风。而及其侵肌中骨，荣卫脏腑俱伤。虽卢扁②无如之何。至释氏又谓业风一吹，金石皆成乌有，岂非陶铸万物，与天地相终始者哉？盖天地之中，空洞无物，须得一气鼓舞动荡其间，方不至毁坏，即如人之有气息一般。《庄子》所谓'野马也，尘埃也，生物之以息相吹也③。'此息字，亦有二义，有生息之息，有休息之息。当其生息，便是薰风④；及其休息，便是业风⑤。小则为春夏秋冬，大则为元会运世⑥，如斯而已。"⑦

问曰：病人有气色见于面部，愿闻其说。师曰：鼻头色青，腹中痛，苦冷者死；鼻头色微黑者，有水气；色黄者，胸上有寒；色白者，亡血也，设微赤非其时者死；其目正圆者，痓，不治。又色青为痛，色黑为劳，色赤为风，色黄者便难，色鲜明者有留饮。

《内经》曰："精明五色者，气之华也。"故五色微胗⑧，可以目察。鼻者，明堂也。明堂润泽以清，则无病。今见青，则肝

---

① 大块：大自然；世界。《庄子·齐物论》："夫大块噫气，其名为风。"

② 卢扁：指扁鹊，因家住卢地故称"卢扁"。

③ 野马也……以息相吹也：见《庄子·逍遥游》。

④ 薰风：和暖的风，指初夏时的东南风。《吕氏春秋·有始》："东南曰薰风"。

⑤ 业风：指恶业所感之猛风。

⑥ 元会运世：古代为便于纪元，在无穷延伸的时间中，取天地循环终始称为元，作为计算时间的最大单位。其下又分为会、运、世、年、月、日、时、分、秒等单位。积三十年为一世；积十二世为一运；积三十运为一会；积十二会为一元。

⑦ 风之微也……如斯而已：此290字出自明·谢肇淛《五杂俎》卷一"天部"。

⑧ 胗（zhēn 真）：当作"诊"。

木制其脾土，为腹痛。若冷甚则死。水色黑，饮停于中，则黑色见于外。黄见于外，知寒客于胸。《灵枢经》曰："黄色不可名者，病在胸中"；《难经》曰：脾"外症面黄"。岂《下经》[1] 趺阳脉紧则伤脾，脾伤则面黄乎？或头中寒湿，但面黄而身不黄乎？不然，何以为胸上有寒也？《内经》曰："血脱者色白，夭然不泽"，故色白为亡血。赤色见于冬，谓非其时。痉病属太阳，太阳之脉起于目内眦，故目脉赤而背反张。目者，心之使，神之舍也。神去，则目瞠视，张而不合。故目正圆，则不治也。腹痛有寒则色青，房劳伤肾则色黑，风邪怫郁于上则色赤，小便不利于下则色黄。《下经》曰：水病"面目鲜泽"，有留饮者，则色鲜明也。

察色

《灵枢经》曰：十二经脉，三百六十五络，其血气皆上于面而走空窍，其气之津液皆熏于面。故面为五脏六腑之候。是以木行之人，似于苍帝[2]，其为人色苍而面长。火形之人，似于赤帝，其为人赤色而面锐。土形之人，似于上古黄帝，其为人黄色而面圆。金形之人，似于白帝，其为人色白而面方。木形之人，似于黑帝，其为人黑色而面不平。此五形之人也。山林之民毛而瘦，得木气多也。川泽之民黑而津，得水气多也。丘陵之民团而长，得火气多也。坟衍[3]之民皙而方，得金气多也。原隰[4]之民丰而黄，得土气多也。此五方之民也。虽五形五方

---

① 下经：指《金匮要略》。
② 苍帝：苍帝、赤帝、黄帝、白帝、黑帝为古代神话传说中分别主东方、南方、中央、西方、北方之神。
③ 坟衍：指水边和低下平坦的土地。
④ 隰（xí席）：低下的地方。

之不同，而面之华则主于心。《内经》曰："心者生之本，神之变也，其华在面。"故五气入鼻藏于心肺，上使五色修明，斯为无病之人也。若风则面青，燥则面枯，火则面赤，湿则面黄，寒则面黑，虚则面白。故面黑者为阴寒；面赤者为阳热；青黑而兼见者，为风、为寒、为痛；黄白而兼见者，为湿、为虚、为气；青白而兼见者，为虚、为风、为痛也。以五脏五色言之，心王南方，属火而面赤，赤为热，此人所易知。有寒郁面赤者，如太阳司天，寒淫所胜，民病面赤，治以热剂。又有上热下寒，则面赤而光。下热上寒，则面赤而郁。里寒外热，则面赤而戴阳。虚劳不足，则颊赤如涂脂。故肝热则左颊先赤，肺热则右颊先赤，心热则颜先赤，脾热则鼻先赤，肾热则颐先赤。赤而黄，赤而青，为相生则吉。赤而黑，为相克则凶。经①云："赤如鸡冠者生""如衃血者死"。若准头、印堂有赤气，枯夭者死，明润者生也。如肺病见赤色则为难治。肝王东方，属木而色青。青为寒、为风、为痛。又有怒则色青，惊则色青。青而黑，青而红，为相生则吉。青而枯白者，为相克则凶也。故经曰："青如翠羽者生""青如草滋者死"。如脾病见青色为难治。脾王中央，属土而色黄。黄为湿、为热、为虚，而有明暗之分。挟热则色鲜明，挟湿则色昏滞，女劳、酒疸则色昏黑。黄而白，黄而红，相生则吉。若黄而青，相克则凶也。故经曰："黄如蟹腹者生""黄如枳实者死"。若准头、年寿、印堂有黄气，明润者病退，及目睑黄皆为欲愈，枯燥而夭者死。长夏见黄则吉，若黄青则凶也。肺王西方，属金而色白。白为虚、为寒。有悲愁不乐则色白，有脱血，夺气，脱津液，则色白。又太阳终者其

---

① 经：此指《内经》。

色白，少阳终者其色青白。凡印堂、年寿白而光润者吉。故经曰："白如豚膏者生""白如鹅羽者生""白如枯骨者死""白如盐者死"。若白而黄，相生则吉。白而赤相克则凶也。肾王北方，属水而色黑。《内经》曰："肾病则面如漆柴"，故黑者为寒、为痛。有恐则色黑，忧则色黑，水证则色黑。又瘦而多火之人则色黑，未可泥于寒则色黑也。又有胃病则颜黑，少阴终者面黑，太阴终者皮毛面焦黑。若黑色出于庭，大如拇指，必不病而卒死。病人黑出于额上发际下，直鼻脊两颧上者亦死。病人黑气出天中，下至年上颧上者死。病人及健人面忽如马肝色，望之如青，近之如焦黑者死。病人耳目鼻口有黑色起，入于口者必死。又视准头、年寿、印堂，黑气枯夭者死，黑中明润者生也。故经曰："黑如乌羽者生""黑如炲①者死"。若心病黑气见于面者死也。大抵黑色见于面多凶，凶则死。黄色见于面多吉，吉则不死。故五色之中，兼见黑者其病甚，兼见黄者其病减也。《内经》曰："五色微诊，可以目察。"察色观气，大略如此。夫望而知之，自古及今能有几人。学者故不能入神，直可弃而不讲，当于风鉴②中，求其精蕴可也。

师曰：病人语声寂然，喜惊呼者，骨节间病。语声喑喑然不彻者，心膈间病。语声啾啾然细而长者，头中病。

《内经》曰："肝主筋""肝在声为呼"。又曰："诸筋皆属于节"。骨节间病，故令喜惊呼也。《灵枢经》曰："何道之塞，何气出行，使音不彰"。心膈间病，则阻塞其息道。故令喑喑然而不彻也。头在上于位为近，故语声啾唧。内无阻塞，则声音

---

① 炲（tái 台）：烟气凝积而成的黑灰。
② 风鉴：指相面术。

能发至下，故语声细而长也。

听音

万物有窍则鸣，中虚则鸣。肺叶中空而有二十四空，肺梗硬直而有十二重楼①，故《内经》以肺属金，而主声音。十二重楼之上为会厌喉间薄膜，会厌为声音之户，舌为声音之机，唇为声音之扇，三者相须，则能出五音，而宣远达近。音者，杂比也。声者，单出也。鼻能声而不能音者，以无唇之开阖。舌之启闭，其气则走颃颡之窍，达畜门②，出鼻孔而为声。声音之道，分之则二。故得天地之和，五脏安畅，则气藏于心肺，声音能彰。五脏者，中之守也，各有正声。中盛则气腾，中衰则气弱。脾应宫，其声漫以缓。肺应商，其声促以清。肝应角，其声呼以长。心应徵，其声雄以明。肾应羽，其声沉以细。此五脏之正音，得五脏之守者也，失守则心变动为笑，肝变动为呼，脾变动为歌，肺变动为哭，肾变动为呻。其声促者肺病，雄者心病，漫者脾病，呼者肝病，沉者肾病，声长者大肠病，声短者小肠病，声远者胃病，声清者胆病，声微者膀胱病。声呼漫者，肝胆二脏相克也。声速微细者，胃与膀胱相克也。声轻者，虚也。声细长者，痫也。声沉粗者，风也。声短细者，气也。声短迟者，泻脱也。声如从室中者，中气之湿也。言而微，终日乃复言者，此夺气也。谵妄不避亲疏者，此神明之乱也。欲声言意不续者，阴阳失守也。此五脏六腑之病音，失五脏之守者也。以上出《太上天宝太素》③。脉之欠者，无病也。脉之呻者，

---

① 十二重楼：指咽喉，道教认为人之喉咙管共有十二节，故名。

② 畜门：即鼻孔。《灵枢·营气》："从肝上注肺，上循喉咙，入颃颡之窍，究于畜门。"

③ 太上天宝太素：即《锲太上天宝太素张神仙脉诀玄微纲领宗统》，书名。明代张太素撰。

病也。言迟者，风也。摇头言者，里痛也。三言三止者，诈病也。鼻鸣者，风中于卫也。肠鸣者，腹中有寒也。喉中如水鸡声者，咳逆上气也。故圣人视喘息听声音，而知所苦也。华佗曰："阳候多语，阴证无声"①。多语者易济，无声者难荣。不唯审音以知病，亦且识其死生。《内经》曰："弦绝者，其音嘶""病深者，其声哕"。声音之道，直不可辨而忽诸。

师曰：息摇肩者，心中坚；息引胸中上气者，咳；息张口短气者，肺痿吐沫。

心中坚，则气道不利，故喘息动形而肩摇也。肺气逆者必咳，肺气虚者必短，咳而短气，必为肺痿吐涎沫之证。

师曰：吸而微数，其病在中焦实也，当下之即愈。虚者不治。在上焦者其吸促，在下焦者其吸远，此皆难治。呼吸动摇振振者不治。

吸而微数，即喘也。《难经》曰："吸入肾与肝"。中焦实，则碍其息道，是以吸而微数也。经②曰："短气腹满而喘，可攻里也。"又曰："时有微热，喘冒不能卧者，有燥屎也。"皆以大承气下之。此中焦实，而下之即愈矣。《灵枢经》曰："营出于中焦"。若中焦不实而不可下，则营气衰微，故不治也。上焦开发，宣五谷味，则宗气积于胸中。下焦为气之海，出卫气以温分肉。故上焦气虚则吸促，下焦气虚则吸远，皆曰难治。若呼吸动摇振振，则营气、卫气、宗气不归其部。三焦无所仰，故曰不治也。

师曰：寸口脉动者，因其王时而动。假令肝王色青，四时

① 阳候多语阴证无声：见《中藏经·卷上》。
② 经：指《伤寒论》。

各随其色。肝色青而反色白，非其时色脉，皆当病。

寸口者，脉之大会，故因其王时而动。假令肝色青、脉弦，今色白、脉浮，故非其时色脉，皆当病。四时准此。

问曰：有未至而至，有至而不至，有至而不去，有至而太过，何谓也？师曰：冬至之后，甲子夜半少阳起。少阳之时阳始生，天得温和。以未得甲子，天因温和，此为未至而至也。以得甲子，而天未温和，此为至而不至也。以得甲子，而天大寒不解，此为至而不去也。以得甲子，而天温如盛夏五六月时，此为至而太过也。

冬至者，岁终之节。甲子日者，阴阳更始之数也。少阳者，胆也。胆者，木也，生于水，故起夜半。其气常微少，故言少阳。云夜半，子者，水也。

《内经》曰："谨候其时，气可与期"。十一月斗指子为冬至。邵子①曰："冬至子之半，天心无改移"。正亥末子初，一阳初动，在贞元之间，是造化之真机。无中含有，阴极而阳生。阳气动于黄泉之下也。故仲景候少阳之气，以知太过不及，以见天地之心。少阳者，一阳也。得其候，则生化之气正；失其候，则胜复之变生。是以岐伯曰："应则顺，否则逆，逆则变生，变生则病。"帝曰："请言其应。"岐伯曰："物生其应也，气脉其应也。"人在气交中，亦与天地相应，当顺时而不可反候。故月令曰，冬至之日，斋戒慎处，必检身心，去声色，禁嗜欲，安神性，以待阴阳之所定。此少阳方生，阴未退听故也。人身之气得之和，为来春发生之本。天地之气无偏胜，为来岁化育之根。岂特太过不及生病而已

卷 上

一一

---

① 邵子：指邵雍。北宋哲学家、易学家。

哉！纪氏①即以冬至之日，夜半少阳起，以候太过不及。详《难经集注》。

师曰：病人脉浮者在前，其病在表。浮者在后，其病在里。腰痛背强不能行，必短气而极也。

关前浮者病在表，关后浮者病在里。即尺脉浮则伤肾，肾伤则腰痛背强不能行。肾为生气之源，虚则短气而极也。

问曰：经云"厥阳独行"，何谓也？师曰：此为有阳无阴，故称厥阳。

厥阳即阳厥也，以其人秋冬夺于所用，有阳无阴。《内经》谓"肾气日衰，阳气独胜"，故手足为之热，此厥阳独行之义也。

问曰：寸脉沉大而滑，沉则为实，滑则为气。实气相搏，厥气入脏即死，入腑即愈。此为卒厥。何谓也？师曰：唇口青身冷，为入脏即死。如身和汗自出，为入腑即愈。

此即阴厥也。寸口得沉滑之脉，乃实气相搏，即为厥气。厥气，逆气也。逆气入脏则身冷、唇口青，故死。逆气入腑，得身和、汗自出，故愈。即下文病在外者可治，入里者即死之义。

问曰：脉脱入脏即死，入腑即愈，何谓也？师曰：非为一病，百病皆然。譬如浸淫疮，从口起流向四肢者可治，从四肢流来入口者不可治。病在外者可治，入里者即死。

经曰："趺阳脉不出，脾不上下，身冷肤硬"。又曰："少阴脉不至，肾气微，少精血"，为尸厥，即脉脱之谓也。厥气入脏则脉脱而死，入腑则脉不脱而愈。故知病从内之外者可治，从外之内者难疗。举浸淫疮以喻之，则百病皆然也。

---

① 纪氏：指纪天锡。金代医家，字齐卿。集注《难经》5卷。

问曰：阳病十八，何谓也？师曰：头痛，项、腰、脊、臂、脚掣痛。阴病十八，何谓也？师曰：咳、上气喘、哕、咽、肠鸣胀满、心痛拘急。五脏病各有十八，合为九十病。人又有六微，微有十八病，合为一百八病，五劳、七伤、六极、妇人三十六病不在其中。清邪居上，浊邪居下，大邪中表，小邪中里。谷饪之邪，从口入者，宿食也。五邪中人，各有法度，风中于前，寒中于暮，湿伤于下，雾伤于上，风令脉浮，寒令脉急，雾伤皮腠，湿流关节，食伤脾胃，极寒伤经，极热伤络。

阳病属表而在经络，故一头痛，二项、三腰、四脊、五臂、六脚掣痛，此病在三阳，三六一十八病。阴病属里而在脏腑，故一咳，二上气喘，三哕，四咽，五肠鸣胀满，六心痛拘急，此病在三阴，三六一十八病。合为九十病也。六微、五劳、七伤。详《千金方》。三十六病，《千金》载十二瘕、九痛、七害、五伤、三痼不通，共三十六病。清邪居上，雾伤于上也。浊邪居下，湿伤于下也。风寒即大邪，故从表入。谷饪即小邪，故从口入，即后食伤脾胃也。五邪谓风、寒、湿、雾、热。风中于前，即风伤卫；寒中于暮，即寒伤营；雾为清邪，则易伤皮腠；湿为浊邪，则易流关节。循内者为经，浮外者为络。寒伤荣则伤经，热伤气则伤络也。

问曰：病有急当救里救表者，何谓也？师曰：病，医下之，续得下利清谷不止，身体疼痛者，急当救里；后身体疼痛，清便自调者，急当救表也。

病者身疼痛属表，医误下之，得下利清谷。故急当救里，得里和，然后救表。《内经》曰：先病为本，后病为标。病发而不足，标而本之，先治其标，后治其本也。

夫病痼疾加以卒病，当先治其卒病，后乃治其痼疾也。

夫病有标本，治有缓急，痼病为本为缓，卒病为标为急。急则治其标，缓则治其本。

师曰：五脏病各有得者愈，五脏病各有所恶，各随其所不喜者为病。病者素不应食，而反暴思之，必发热也。暴思之，娄全善①作暴食之，为是。

《内经》曰："肝色青，宜食甘；心色赤，宜食酸；肺色白，宜食苦；脾色黄，宜食咸；肾色黑，宜食辛。"此五脏得饮食而愈者。肝病愈于丙丁，起于甲乙；心病愈于戊巳，起于丙丁；脾病愈于庚辛，起于戊巳；肺病愈于壬癸，起于庚辛；肾病愈于甲乙，起于壬癸。此五脏自得其位而愈者。五脏所恶，心恶热，肺恶寒，肝恶风，脾恶湿，肾恶燥，各随其所恶而不喜者为病也。若病人素不食而暴食之，则食入于阴，长气于阳，必发热也。

夫诸病在脏，欲攻之，当随其所得而攻之，如渴者，与猪苓汤。余皆仿此。

渴者与猪苓汤，若汗出多而渴者则不可与。拟欲攻之，随其得宜而用。举此为例，余可类推。

痉湿暍病脉证第二

太阳病，发热无汗，反恶寒者，名曰刚痉一作痓。

郭白云曰：痓是病名，如中风伤寒之类也。痉是病证，如结胸痞气之类也。痓为轻，痉为重，痓而又痉者为尤重。痉之发柔软，痓之发刚硬，二字当有别也。痓病者以太阳病发汗太多，荣血已亡，风寒易中，故筋脉劲急，作刚柔二痓也。寒邪

---

① 娄全善：指楼英。明代著名医家，字全善，撰《医学纲目》等书。

内入于荣，郁于肌肤，则发热；凝其血脉，则无汗，无汗为表实，不应恶寒。今反恶寒者，以寒邪严厉，从卫入荣，卫亦因之而不阖，故反恶寒也，其痉故名曰"刚"。

太阳病，发热汗出，而不恶寒，名曰柔痉。

风伤于卫，则发热，开其腠理，则汗出。汗出当恶寒。今不恶寒者，以风为阳邪，木性曲直和软，虽汗出亦不恶寒，其痉故名曰"柔"。

太阳病发热，脉沉而细者，名曰痉，为难治。

太阳病发热，指表而言也。若脉沉迟可用栝楼桂枝汤解肌。今脉沉而细，细为气少，未可以解表，故难治。

太阳病，发汗太多，因致痉。

《内经》曰："夺汗者无血"。血虚则风寒易伤，筋脉得寒则引急，故令病痉。

夫风病，下之则痉，复发汗，必拘急。

风伤于卫，若下之虚其阴血，风乘其虚而陷于荣血之中，血不荣筋，因作痉。四肢为诸阳之本，复发汗以虚其阳，必令四肢拘急。

疮家虽身痛，不可发汗，汗出则痉。

疮家则过于亡血，虽有身疼表证，亦不可发汗。若汗之是重虚其阳，阳虚必作痉也。

病者身热，足寒，颈项强急，恶寒，时头热，面赤，目赤，独头动摇，卒口噤，背反张者，痉病也。

身热头热，邪在太阳也，面赤、目赤足阳明之正系目系，邪在阳明也。颈属阳明，项属太阳，邪在二经，则颈项强急恶寒也。阳明之脉挟口，故卒口噤。太阳之脉循背上头，故头独摇，背反张也。此其人必汗下亡血之后，正气已虚，而邪气但胜于上，其足则寒，此痉之证具见也。

若发其汗者，寒湿相搏，其表益虚，即恶寒甚。发其汗已，其脉如蛇。暴腹胀大者，为欲解。脉如故，反伏弦者，痉。

此承上文而言，如上诸证，若误发之，汗出则衣里冷湿，又成寒湿相搏之证，其阳益虚，则较前恶寒更甚矣。其脉如蛇，暴腹胀大为欲解，于理不顺。脉伏弦，即后条伏坚之意。

夫痉脉按之紧如弦，直上下行。

经曰：脉弦者痉。寒令脉紧，紧则如转索无常，有近于弦，故曰紧如弦。以其劲急，故直上下行。

痉病，有灸疮难治。

有灸疮，则焦骨伤筋，血脉未复，栝蒌桂枝、葛根二汤皆近于解表，非灸疮所宜，故云难治。《脉经》曰："痉家其脉伏坚，直上下"。前条按之紧，今脉伏坚，亦近于紧也。寒则诸脉劲急，故有直上下之称。

太阳病，其证备，身体强，几几然，脉反沉迟，此为痉，栝蒌桂枝汤主之。"几"音殊。

太阳病，其证备，言头痛、项强、发热、恶风寒具见也。太阳阳明合病，则身体强；几几，俯仰不自如之貌。太阳伤寒，则脉浮紧；中风则脉浮缓。今脉反沉迟，与风寒有异，故为痉病。

按《说文》，"几"字无钩挑，有钩挑者乃几案之"几"字也。几乃鸟之短羽，像小鸟毛羽未盛之形，飞几几也，故"兖"字从"几"，盖形容其颈项强急之意。

栝楼桂枝汤方

栝楼根二两　桂枝三两　芍药三两　甘草二两　生姜三两　大枣十二枚

上六味，以水九升，煮取三升，分温三服，取微汗，汗不出，食顷，啜热粥发。

《内经》曰："肺移热于肾，传为柔痉"。庞安常曰："栝楼根不主项强几几，其意不令肺热移于肾也。加之于桂枝汤中则可以彻热荣筋，调和荣卫，不待疏而疏自至矣"。

太阳病无汗，而小便反少，气上冲胸，口噤不得语，欲作刚痉，葛根汤主之。

刚痉为寒邪，无汗小便少者，寒主收引也。气上冲胸者，寒邪上逆也。口噤不语者，寒令牙关紧也。此欲作刚痉之象。

葛根汤方

葛根四两　麻黄三两，去节　桂二两，去皮　芍药二两　甘草二两，炙①　生姜三两，大枣十二枚

上七味，咀咬②，以水一斗，先煮麻黄、葛根，减二升，去沫，内诸药，煮取三升，去渣。温服一升，覆取微似汗，不须啜粥。余如桂枝汤法将息及禁忌。

麻黄、葛根以发其阳，则汗自出而口噤自开。桂枝通血脉，芍药和阴血，则小便自通而冲气自止。生姜之辛以散逆，甘草、大枣之甘以和胃，则经络疏通，内外柔和，而强急可愈。

痉为病，胸满、口噤，卧不着席，脚挛急，必啮齿，可与大承气汤。

胸满即气上冲胸之互文，卧不着席，亦反张之互词也。庞安常曰："痉病卧不着席者，小儿腰背去席二指，大人手侧掌为难治。"邪在太阳，则挛急，邪在阳明，则口噤。《灵枢经》

---

① 炙：原本作"灸"，误，据文义改。

② 咀咬：当作"咬咀"。咬咀（fǔjǔ 斧举）原指用口将药物咬碎，以便煎服，后用其他工具切片、捣碎或锉末，但仍用此名。

曰："热而痉者，腰折，瘈疭，齿噤齘"。齘，切齿也，噤之甚者则切。《灵枢·热病篇》有噤齿，当是齘齿之类。痉病属表属虚，未可与承气下也，当详之。

太阳病关节疼痛而烦，脉沉而细者，此名湿痹。湿痹之候，小便不利，大便反快，但当利其小便。

太阳病，脉沉细，若背反张则痉病；关节疼痛，则湿病也。《内经》曰："湿流关节"。关节者，溪谷之会，邪与正争，则疼痛而烦也，以其疼痛，故名湿痹。《内经》曰："脾恶湿"。湿淫于内，则横流不遵故道，故小便不利，而大便反快，如湿胜则濡泄也。湿家不利小便，则非其治，利小便者，引其遵故道而行也。

湿家之为病，一身尽疼，发热，身色如熏黄也。

脾主身之肌肉，湿为寒邪，郁于肌中不得散，则一身尽疼，发热也。阳明瘀热，则黄色鲜明如橘子；太阴寒湿，则黄色黧暗如烟熏。

湿家，其人但头汗出，背强，欲得被覆向火。若下之蚤则哕，或胸满，小便不利，舌上如胎①者，以丹田有热，胸上有寒，渴欲得水而不能饮，则口燥烦也。

湿为阴邪，阴邪客于阴，则阳上越而不行于腠理肌肉，故但头汗出。背为阳，寒湿胜则阳虚，故背强欲得被覆向火也。若下之虚其胃，湿干于胃，则令哕。寒客于上，则胸满，亡其津液，则小便不利，以寒湿在上，故舌上如胎，而实非胎也。丹田有热者，以下后里虚，上焦阳气因虚而陷于下焦，为丹田有热。表中寒气，乘虚而客于胸上，为胸上有寒。唯其丹田有

---

① 胎：同"苔"。

热，则渴欲饮水，胸上有寒不能散水，虽得水而不能饮，故口燥烦也。

湿家下之，额上汗出，微喘，小便利者死。若下利不止者，亦死。

湿不能越于肌肤，则头汗。今但额上汗出，此孤阳上脱也。面黄而喘，汗出短气，皆湿邪内胜。今但微喘，此正气衰微也。湿家小便利则湿去。今气衰不能禁制，则小便利也，故死。若下利不禁，则五脏气绝于内矣。兹条为治湿误下之明禁。

风湿相搏，一身尽疼痛，法当汗出而解，值天阴雨不止，医云：此可发汗。汗之病不愈者，何也？盖发其汗，汗大出者，但风气去，湿气在，是故不愈也。若治风湿者，发其汗，但微微似欲汗出者，风湿俱去也。

风，阳邪也。湿，阴邪也。风善行，相搏则一身尽疼。身疼属表，其在表者汗而发之。以后诸方，皆微取汗。若汗出如水流漓，则病不除，反伤正气而湿不去。但微微似欲汗，则风散湿除。此治风湿相搏之法也。兹条为治湿大汗之严律。

湿家病，身疼发热，面黄而喘，头痛鼻塞而烦，其脉大，自能饮食，腹中和无病，病在头中寒湿，故鼻塞，内药鼻中则愈。

经曰："清邪中上"。阳中雾露之气，必发热头痛身疼。面黄而喘，鼻塞而烦，脉大能食，皆上焦阳分受邪。不干中焦，则腹中和无病也。头中寒湿者，申上文之意，寒以湿之性言。鼻气通于天，内药鼻中，以宣泄其寒湿。

湿家身烦疼，可与麻黄加术汤发其汗，慎不可以火攻之。

身疼烦，湿淫于外也，故可汗而泄。若以火攻之，则湿热相搏，血气流溢，迫而为衄，郁而为黄，非其治法。

麻黄加术汤方

麻黄二两，去节　桂枝二两，去皮　甘草一两，炙　杏仁七十个，去皮尖　白术四两

上五味，以水九升。先煮麻黄，减二升，去上沫，内诸药，取二升半，去滓。温服八合，覆取微似汗。

白术逐皮间风水结肿，加于麻黄汤中，为风能胜湿之剂。

病者一身尽疼，发热，日晡所剧者，名风湿。此病伤于汗出当风，或久伤取冷所致也。可与麻黄杏仁薏苡甘草汤。

一身尽疼，发热，风湿在表也。日晡，申时也，阳明旺于申酉戌。土恶湿，今为风湿所干，当其旺时，邪正相搏，则反剧也。汗亦湿类，或汗出当风而成风湿者，或劳伤汗出，而入冷水者，皆成风湿病也。

麻黄杏仁薏苡甘草汤方

麻黄去节，半两，汤泡　甘草一两，炙　薏苡仁半两　杏仁十个，去皮尖，炒

上锉麻豆大，每服四钱，水一盏半，煮八分，去滓。温服，有微汗，避风。

麻黄、杏仁以去风，薏苡仁以去湿，甘草以和荣卫。

风湿，脉浮，身重，汗出恶风者，防己黄芪汤主之。

寒湿则脉沉细，风湿则脉浮。身重而不疼痛者，风湿微也。风伤于卫，则腠理开，开则汗出恶风。防己黄芪汤以去风湿。

防己黄芪汤方

防己一两　甘草半两，炒　白术七钱半　黄芪一两一分，去芦

上锉麻豆大，每抄五钱匕，生姜四片，大枣一枚，水盏半，煎八分，去渣。温服，良久再服。喘者加麻黄半两，胃中不和者加芍药三分，气上冲者加桂枝三分，下有陈寒者加细辛三分。

服后当如虫行皮中，从腰下如冰。后坐被上，又以一被绕腰下，温令微汗，差。

防己疗风肿水肿，故以为君；白术治皮间风水结肿，故以为臣；生姜主逐风湿，故以为佐，三味去风行湿药也。风湿去则荣卫虚，黄芪、大枣、甘草为使，用以养正除邪，调和荣卫，为治风湿之缓剂。风湿胜于上则喘，加麻黄以定喘。风湿胜于中则胃不和，加芍药以缓中。风湿胜于下则气上冲，加桂枝以伐肾邪。下有陈寒，留而不散，再加细辛以温中利水。如虫行皮中者，风湿行也。腰已①下如冰，指下有陈寒而言。故令重被围绕于腰间，覆令微汗出也。

伤寒八九日，风湿相搏，身体疼烦，不能自转侧，不呕不渴，脉浮虚而涩者，桂枝附子汤主之。若大便坚，小便自利者，去桂加白术汤主之。

风淫所胜，则身体烦疼。湿淫所胜，则身体难转侧。风湿相搏于荣卫之间，不干于里，故不呕不渴也。脉浮为风，涩为湿。以其脉有近于虚，故用桂枝附子汤温经以散风湿。

桂枝附子汤方

桂枝四两，去皮　生姜三两，切　附子三枚，炮去皮，破八片　甘草二两，炙　大枣十二枚，擘

上五味，以水三升，煮取一升，去滓，分温三服。方中加白术去桂，即是白术附子汤。服白术附子汤后，觉身痹，半日许，再服，三服都尽，其人如冒状，勿怪，即是术附并走皮中，逐水气，未得除故耳。

卷上　二一

---

① 已：通"以"。《汉书·李广苏建传》："单于召会武官属，前已降及物故，凡随武还者九人。"

桂枝、甘草，辛甘以发散风邪；附子、生姜，辛热以温经逐湿；大枣引辛温之药而通十二经脉。此风湿相搏之重者，故用此辛热之药以除风逐湿也。小便利者，大便必硬，桂枝近于解肌故去之，白术能生津液故加之也。凡方中有如虫行状、如醉状、如冒状者，皆药势将行使然也。

风湿相搏，骨节疼烦掣痛，不得屈伸，近之则痛剧，汗出短气，小便不利，恶风不欲去衣，或身微肿者，甘草附子汤主之。

此风湿之最重者。湿为阴邪则疼，风为阳邪则烦。风湿搏于关节之间，注经络，流骨髓，则烦疼掣痛不得屈伸，近之则痛剧也。汗多阳虚，则短气也；小便不利，里湿不行也；以其汗多阳虚，则恶风；以其小便不利，则湿气外薄①。外薄，则身有微肿也。或，未定之词。若不薄则不肿矣。

甘草附子汤方

甘草二两，炙　附子二枚，炮去皮　白术二两　桂枝四两，去皮

上四味，以水六升，煮取三升，去滓。温服一升，日三服。初服得微汗则解，能食，汗出复烦者，服五合。恐一升多者，服六、七合为妙。

附子能温经散湿，白术能胜湿燥脾，桂枝能通行荣卫，甘草能益气和中，斯成固表散湿之重剂。

太阳中暍，发热恶寒，身重而疼痛，其脉弦细芤迟。小便已，洒洒然毛耸，手足逆冷。小有劳，身即热，口开，前板齿燥。若发其汗，则恶寒甚；加温针，则发热甚；数下之，则淋甚。

《内经》曰："先夏至为病温，后夏至为病暑。"又曰："热

---

① 薄：通"迫"。道近，接近。《楚辞·屈原·涉江》："雷风相薄。"

病者，皆伤寒之类也。"以其太阳受病，与伤寒相似，亦令发热恶寒，身重而头痛也。《内经》曰："寒伤形，热伤气"。气伤，则气消而脉虚弱，所以弦细芤迟也。小便已毛耸者，阳气内陷，不能卫外，手足亦逆冷也。劳动则扰乎阳，故小劳即身热也。《内经》曰："因于暑，汗，烦则喘喝"，故热胜则口开，口开则前板齿燥也。发汗虚其阳，则恶寒甚。温针动火邪，则发热甚。下之亡津液，则淋甚也。

太阳中热者，暍是也。汗出恶寒，身热而渴。白虎加人参汤主之。

风伤于卫，邪胜则汗出恶寒，此热伤气。正虚，亦汗出恶寒也。内热则津竭，外热则汗多，与白虎加人参，以除表里之邪热。

白虎加人参汤

知母六两　石膏一斤，碎　甘草二两　粳米六合　人参三两

上五味，以水一斗煮，米熟汤成，去滓。温服一升，日三服。

白虎，西方神名也，其令为秋，其政清肃。凉风至，白露降，则溽暑①潜消。此汤有彻暑热之功，行清肃之政，故以白虎名之。表有热者，散以石膏之辛寒。里有热者，降以知母之甘苦。热则气伤，人参用以生津而益气。石膏过于寒凉，甘草、粳米之甘，用以和胃补中，共除中热而解表里。

太阳中暍，身热疼重，而脉微弱，此以夏月伤冷水，水行皮中所致也。一物瓜蒂汤主之。

脉虚身热，得之伤暑。此证先伤于热，再伤冷水。水气留于腠理皮肤之中，则身热疼重也。与瓜蒂汤以散水气。

一物瓜蒂汤

瓜蒂二七个

---

① 溽（rù 褥）暑：又湿又热，指盛夏的气候。溽，湿气熏蒸。

上锉，以水一升，煮取五合，去滓，顿服。

《本草》① 云："瓜蒂味苦寒，主大水身、面、四肢浮肿。"用之以散皮肤水气，苦寒又可胜热也。

百合狐惑阴阳毒病证治第三

论曰：百合病者，百脉一宗，悉致其病也。意欲食复不能食，常默默然，欲卧不能卧，欲行不能行，饮食或有美时，或有不用闻食臭时，如寒无寒，如热无热，口苦，小便赤，诸药不能治，得药则剧吐利，如有神灵者，身形如和，其脉微数。每溺时头痛者，六十日乃愈；若溺时头不痛，淅然者，四十日愈；若溺快然但头眩者，二十日愈。其证或未病而预见，或病四五日而出，或病二十日或一月微见者，各随证治之。"微见"，《千金》作"后见"。

经脉十二，络脉三百六十五，此缘大病后，真阳已虚，余热未尽，周身百脉俱病，是为百脉一宗，悉致其病也。以其中外上下皆病，故饮食行卧不安，寒热无定，而诸药不能治，得之则吐利，如有神灵也。常默默则身形如和，余热不尽，故脉微数。热在上则口苦，热在下则便赤也。《伤寒续论》② 曰：溺者，人之津液也，注于膀胱，得阳气施化则溺出，故《内经》曰："膀胱者，州都之官，津液藏焉，气化则能出矣。"是溺与阳气相依而为用者也。头者，诸阳之首，溺则阳气下施，头必为之摇动，何不以老人、小儿观之？何者，小儿元气未足，血气未定，脑髓不满，溺将出，头为之摇而身为之动，此阳气不

---

① 本草：指《神农本草经》，下同。原文为："瓜蒂，味苦寒。主治大水，身面四肢浮肿。"

② 伤寒续论：即《伤寒明理续论》。书名。明代医家陶华撰。

充故耳。老人气血衰，肌肉涩，脑髓清，故溺出时不能射远，将完必湿衣，而头亦为之动者，此阳气已衰，不能施射故耳。由此观之，溺出头之痛与不痛，可以观邪之浅与深矣。故百合病溺出头痛者，言邪舍深，而阳气衰也。内衰则入于脏腑，上则牵连脑髓，是以六十日愈。若溺出，头不痛，淅淅然者，淅淅如水，洒淅皮毛，外舍于皮肤肌肉，尚未入脏腑之内，但阳气微耳，是以四十日愈。若溺出快然，但头眩者，言邪犹浅，快则阴阳和畅，荣卫通利，脏腑不受邪，外不淅淅然，则阳气尚是完固。但头眩者，是邪在阳分，阳实则不为邪所牵，故头不疼而眩，是以二十日愈也。或未病而预见者，皆元气空虚之故。

百合病，发汗后者，百合知母汤主之。

百合知母汤方

百合七枚，擘　知母三两，切

上先以水洗百合，渍一宿，当白沫出，去其水，更以泉水二升，煎取一升，去滓；别以泉水二升，煎知母取一升，去滓；后合和，煎取一升五合。分温再服。

百合病，下之后者，滑石代赭汤主之。

滑石代赭汤方

百合七枚，擘　滑石三两，碎绵裹　代赭石如弹丸大一枚，碎绵裹

上先以水洗百合，渍一宿，当白沫出，去其水；更以泉水二升，煎取一升，去滓；别以泉水二升，煎滑石、代赭，取一升，去滓；后合和，重煎，取一升五合。分温服。

百合病吐之后者，用后方主之。

百合鸡子汤方

百合七枚，擘　鸡子黄一枚

上先以水洗百合，渍一宿，当白沫出，去其水；更以泉水二升，煎取一升，去滓，内鸡子黄，搅匀，煎五分。温服。

百合病不经吐、下、发汗，病形如初者，百合地黄汤主之。

百合地黄汤方

百合七枚，擘　生地黄汁一升

上以水洗百合，渍一宿，当白沫出，去其水；更以泉水二升，煎取一升，去滓，内地黄汁，煎取一升五合。分温再服。中病，勿更服。大便常如漆如漆，地黄汁也。

百合病，一月不解，变成渴者，百合洗方主之。

百合洗方

上以百合一升，以水一斗，渍之一宿，以洗身。洗已，食煮饼，勿以盐豉也。

百合病，渴不差者，栝楼牡蛎散主之。

栝楼牡蛎散方

栝楼根　牡蛎熬，等分

上为细末，饮服方寸匕，日三服。

百合病，变发热者，百合滑石散主之。

百合滑石散方

百合一两，炙　滑石三两

上为散，饮服方寸匕，日三服。当微利者，止服，热则除。

百合花、叶、根皆四向，故能通达上下四旁，其根以众瓣合成，故名百合，用之以治百脉一宗病也。知母除邪而补虚，故汗后宜之。代赭之重以镇虚邪。滑石之甘以分水道，故下后宜之。鸡子黄入胃补虚，故吐后宜之。百合病缘以余热不除，若变发热者，加滑石以通利之，则热除矣。《神农经》曰：百合能通大小便①，内服则恐耗津液，故渴者渍水以洗之。渴若不差，苦咸能生津敛液，栝楼牡蛎散以治之。此皆病后而见者，各随证治。若不经汗、吐、下，病形如初，未病而见者，用地黄纯阴之品养血而除邪热，通血脉而补不足也。

郭白云曰：仲景以药之百合，治百合病，与《神农经》主治不相当，千古难晓其义。是以孙真人言：伤寒杂病，自古有之。前古名贤，多所防御。至于仲景，时有神功。寻思旨趣，莫测其致，所以医人不能钻仰②万一也。然百合之为物，岂因治百合之病，而后得名哉？或是病须百合可治，因名曰百合乎？少时见先生言，以百合汤治一仆病得愈。余是时未甚留意，不解仔细详看，虽见其似寒、似热、似饥、似饱，欲行欲卧，如百合之证，又自呼其姓名，有终夕不绝声，至醒问之，皆云不知，岂所谓如有神灵者耶？③

百合病，见于阴者，以阳法救之。见于阳者，以阴法救之。见阳攻阴，复发其汗，此为逆。见阴攻阳，乃复下之，此亦为逆。

百合病，得之于阴阳俱虚。此言不可下，不可汗也。见阳不足，则调其阴以养阳。见阴不足，则和其阳以养阴。《内经》曰："用阴和阳，用阳和阴"。是即以法救之之意，岂一汗下便尽治百合之法乎？以上诸证，有一可汗下者乎？观者无泥④。

狐惑之为病，状如伤寒，默默欲眠，目不得闭，卧起不安，

---

① 百合能通大小便：见《神农本草经·中经》，原文为："百合……利大小便，补中益气。"

② 钻仰：深入研求。出自《论语·子罕》："仰之弥高，钻之弥坚。"

③ 郭白云曰……如有神灵者耶：见郭雍《仲景伤寒补亡论》卷十五"百合病十四条"。

④ 无泥：不要拘泥于此。无，通"毋"。不要。《论语·学而》："君子食无求饱，居无求安。"

蚀于喉为惑，蚀于阴为狐。不欲饮食，恶闻食臭，其面目乍赤、乍黑、乍白。蚀于上部则声嗄，甘草泻心汤主之。

　　此证因伤寒而变斯疾，故初得犹状伤寒。病后肠胃空虚而有热，则虫上下作。虫上作，则蚀咽喉为惑。虫下作，则蚀二阴为狐。《灵枢经》曰："虫动则令人悗①心"，是以起卧不安。虽默默欲眠，而目不得闭。虫闻食臭，则求食，故恶闻食臭而不欲饮食也。虫动胃虚，则面目之色无定，是以乍赤、乍黑、乍白也。

　　郭白云曰：狐惑䘌②病。多因医者汗吐下太过，又利小便，重亡津液，热毒内攻，脏腑焦枯，虫不得安，故上下求食。亦有不发汗，内热焦枯而成者。凡人之喉及阴肛比他肌肉津润，故虫缘津润而食之。䘌病又不止因伤寒而成，多自下感，或君湿地，或下利久而得，当于证中求之。然狐惑、䘌虽两疾，其治法不相远矣。

甘草泻心汤方

甘草四两　黄芩　人参　干姜各三两　黄连一两　大枣十二枚
半夏半升

　　上七味，水一斗，煮取六升，去渣，再煎。温服一升，日三服。

　　咽伤则声变，故蚀上部则声嗄③。人参、甘草、大枣之甘以益气，黄芩、黄连之苦以杀虫，干姜、半夏之辛以安胃。

　　蚀于下部则咽干，苦参汤洗之。蚀于肛者，雄黄散熏之。

---

①　悗（mán 蛮）：烦闷。
②　䘌（nì 匿）：小虫。
③　嗄（shà 煞）：嗓音嘶哑。

苦参汤方本方阙，今以庞安常苦参汤补之

苦参半斤　槐白皮　狼牙根各四两

上锉以水五升，煎三升半，洗之。

雄黄散方

雄黄

上一味，为末，筒瓦二枚合之，烧向肛熏之。

下部蚀，则津液竭于下，上则咽干也。药力难沉下极，故用熏洗之法。苦参、槐皮、狼牙之苦寒以杀虫，雄黄之辛温以熏。

病者脉数，无热，微烦，默默但欲卧，汗出。初得之三四日，目赤如鸠眼；七八日，目四眦黑。若能食者，脓已成也。赤小豆当归散主之。"眦"字庞安常作"周"字。

《经》曰："数为虚"。虚则无热也。无热但微烦，默默然欲卧，卧则气不卫外而行于阴，故汗出也。《内经》曰："五脏六腑之精华，皆上注于目"。邪气熏蒸，三四日邪气微则目赤，七八日邪气深，则目四周黑也。能食者，邪气散漫，不在脏腑，而在阴肛，烂肉腐肌而成脓矣。

赤豆当归散方

赤小豆三升，浸，令芽去，曝干　当归

上二味，杵为散，浆水服寸匕。

当归主恶疮痈，赤小豆主排痈脓，浆水能调理脏腑，三味为治痈脓已成之剂。此方蚀于肛门者当用之。按后先血后便，此近血也，亦用此汤。以大肠、肛门本是一源，病虽不同，其解脏毒则一也。

浆，酢也。炊粟米热，投冷水中，浸五六日，生白花，色类浆者。

阳毒之为病，面赤斑斑如锦文，咽喉痛，唾脓血。五日可

治，七日不可治，升麻鳖甲汤主之。

阳之亢盛者，郁而为阳毒，皆由伤寒之后，或汗吐下亡其津液，逼其热毒上壅致面赤，斑斑如锦文。热之所过，血为凝滞，致咽痛而唾脓血。

升麻鳖甲汤方

升麻二两　当归一两　蜀椒炒去汗，一两　甘草二两　鳖甲手指大一片，炙　雄黄半两，研

上六味，以水四升，煮取一升。顿服之，老少再服，取汗。

升麻、当归，辛温以散表邪；鳖甲、甘草，甘咸以和阴血；蜀椒、雄黄辛甘以解咽毒。

方内有蜀椒、雄黄难用，今以庞安常葛根龙胆汤附后。

葛根龙胆汤方 治热毒面赤阳毒风温

葛根四两　生姜　升麻　大青　龙胆　桂枝　甘草　麻黄　芍药各半两　葳蕤一两　石膏一两半

上咀，水四升半，下麻黄煮数沸，去上沫，内诸药煎二升，去滓。温饮一升，日三夜二。

阴毒之为病，面目青，身痛如被杖，咽喉痛。五日可治，七日不可治，升麻鳖甲汤去雄黄、蜀椒主之。庞氏不去椒黄。

阴之杀厉者，结而为阴毒，面色青，青为寒，寒毒凝于肌肤，血气不流，荣卫不通，故身痛如被杖。寒邪客于咽则咽痛，如少阴之咽痛，故不吐脓血，与阳毒为异耳。阴阳二毒，五日毒在表可治，七日毒传里不可治也。寒毒藏于肌肤，非汗不足以通行荣卫，故用升麻、甘草之辛甘以和阳，鳖甲、当归之辛咸以和阴，蜀椒、雄黄以除杀厉之阴毒，不去之为是也。

庞安常曰："阴毒之为病，因汗下药性冷所变，多在四五日也；或素来阳气虚冷，始得病便成阴毒；或因伤风寒、伤冷物，

便成阴毒。其病六日内可治，过七日不可治。"宜用附子饮。方附后。

附子饮方

治阴毒脉沉微欲绝，四肢逆冷，大躁而渴不止。

附子一枚，炮去皮尖，四破

上以水九升，煎至三升，去附子，盛瓶内沉井中。极冷，取饮之，仍灸丹田一二百壮。不效再服返阴丹、硫黄丸。

论曰：痉、湿、暍三证同条，以其同出于太阳之变；百合、狐惑、阴阳毒三证同条，以其病同涉于怪异；肺痿与肺痈同条，由其均出于肺；呕吐与下利同条，由其均起于胃；腹满与寒疝同条，由其均起于寒；非比疟证、疸证，无所因袭之自为一类也。先贤垂则，欲人知本而施治法，惟契玄妙者方可语此。

疟病脉证并治第四

师曰：疟脉自弦，弦数者多热，弦迟者多寒。弦小紧者下之差，弦迟者可温之，弦紧者可发汗、针灸也，浮大者可吐之，弦数者风发也，以饮食消息止之。

疟，残虐也。《内经》曰：痎疟皆生于风，其畜作有时①者，何也？岐伯曰：疟之始发也，先起于毫毛伸欠，乃作寒栗鼓颔，腰脊俱痛。寒去则内外皆热，渴欲饮水。②方其寒，汤火不能温；及其热，冰水不能寒。此阴阳交争，虚实并作，邪舍于荣卫之间，风寒之气不常，故休作有时，而作往来寒热也。脉自弦者，以痎疟皆生于风，风气通于肝，故脉

---

① 畜作有时：指邪蓄于经，有时而伏。病见于外，不期而发。
② 痎疟皆生于风……渴欲饮水：见《素问·疟论》。"寒去则内外皆热"后略去"头痛如破"4字。

弦也。数为热，迟为寒，小紧则邪着于里，故可下之。迟为寒留于中，故可温之也。弦为风，紧为寒，风寒相搏，非发汗、针灸无以散其邪。浮为病在上，大为寒。在上焦者，非吐不足以夺其病。木郁则发热，热则脉数，此邪气微者，故以饮食消息止之。经曰："五脏病各有得者愈，五脏病各有所恶，各随其不喜者为病。"遂其喜恶而消息之，则疟自止。上说如此，后并无汗、吐、下、温针灸之法，去古既远，文多简略，不可考矣。至于汗、吐、下之外，又有移精变气①、祝由②之法，按跷导引、厌禳③避忌之宜，自古方经不能尽其要妙也。

病疟以月一日发，当以十五日愈，设不差，当月尽解。如其不差，当云何？师曰：此结为癥瘕，名曰疟母，急治之，宜鳖甲煎丸。

五日为一候，三候为一气。一气，十五日也。夫人受气于天，气节更移。荣卫亦因之以易，故交一节气当愈。不愈者，再易一气。故云：月尽解也。如月尽亦不差，则邪去荣卫而着脏腑，结为癥瘕、疟母。在脏腑，则日以益深，宜急治之，与鳖甲煎丸。

鳖甲煎丸方

鳖甲一十分，炙　乌扇三分，烧　黄芩三分　柴胡六分　鼠妇三分，熬　干姜三分　大黄三分　芍药五分　桂枝三分　葶苈一分，熬　石韦三分，去毛　厚朴三分　牡丹五分，去心　瞿麦二分　紫葳三分

---

① 移精变气：指运用各种方法转移和分散精神心理活动的指向，借以缓解或消除精神刺激而引起的气机紊乱等病理状态的一种情志自我调摄疗法。

② 祝由：古代用祝说病由的方法以治疗疾病者。祝，指敬祝，有恭敬之意；由，指疾病产生的原由、来由。

③ 厌禳：谓以巫术祈祷鬼神除灾降福，或致灾祸于人，或降伏某物。

半夏一分　人参一分　䗪虫五分，熬　阿胶三分，炙　蜂巢四分，炙

赤硝十二分　蜣螂六分，熬　桃仁二分

上二十三味，为末。取锻灶下灰①一斗，清酒一斛五斗，浸灰，候酒尽一半，着鳖甲于中，煮令泛烂如胶漆，绞取汁，内诸药，煎为丸，如梧子大。空心服七丸，日三服。

疟母者，邪气内搏于脏腑，血气羁留而不行，息而成积，故内结癥瘕，而外作往来寒热。《内经》曰：坚者削之，结者行之。以鳖甲主癥瘕寒热，故以为君。邪结于血分者，用大黄、芍药、䗪虫、桃仁、赤硝、牡丹、鼠妇、紫葳攻逐血结为臣。邪结于气分者，厚朴、半夏、石韦、葶苈、瞿麦、乌扇、蜂房、蜣螂下气、利小便以为佐。调寒热、和阴阳则有黄芩、干姜，通荣卫则有桂枝、柴胡，和气血则有阿胶、人参，六味又用之以为使也。结得温即行，灶灰之温，清酒之热，所以制鳖甲同诸药而逐癥瘕疟母。《内经》曰："治有缓急，方有大小"。此急治之方也。

师曰：阴气孤绝，阳气独发，则热而少气，烦冤，手足热而欲呕，名曰瘅疟。若但热不寒者，邪气内藏于心，外舍分肉之间，令人消铄肌肉。

瘅，热也。《内经》曰："瘅疟者，肺素有热。气盛于身，厥逆上冲，中气实而不外泄。因有所用力，腠理开，风寒客于皮肤之内，分肉之间而发。发则阳气盛，阳气盛而不衰，则病矣。其气不及于阴，故但热不寒。"此肺素有热而成瘅疟也。今所云阴气孤绝者，以热邪亢盛，热盛则气消，故烦冤少气，表里俱病，令手足热而欲呕。心阳脏也，心恶热，邪气内藏于心，

---

① 锻灶下灰：指煅铁炉中的灰。

外舍于分肉之间，内外燔灼，故令人消烁肌肉。此热藏于心，而为瘅疟也。然则瘅疟之所舍，属心肺两经者欤。

温疟者，其脉如平。身无寒但热，骨节疼烦，时呕，白虎加桂枝汤主之。

《内经》曰："温疟，得之冬，中于风，寒气藏于骨髓之中。至春则阳气大发，邪气不能自出。因遇大暑，脑髓烁，肌肉消，腠理发泄，或有所用力，邪气与汗皆出。此病藏于肾，其气先从内出之外也。如是者，阴虚而阳盛，阳盛则热矣，衰则气复反入，入则阳虚，阳虚则寒矣。故先热而后寒者，名曰温疟。"今但热不寒，则与瘅疟无异。意者《内经》以先热后寒为温疟，仲景以但热不寒为温疟也。脉如平，非平也。其气不及于阴，故但热无寒。邪气内藏于心，故时呕。外舍于肌肉，故骨节疼烦。今阳邪偏胜，但热无寒，加桂枝于白虎汤中，引白虎辛寒而出入荣卫，制其阳邪之亢害。汤义详暍证。

疟多寒者，名曰牝疟，蜀漆散主之。

蜀漆散方

蜀漆_{洗去腥}　云母_{烧二日夜}　龙骨_{等分}

上三味，杵为散，未发时以浆水服半钱。温疟加蜀漆半分，临发时服一钱匕。

蜀漆，常山苗也，得浆水能吐疟之顽痰。云母、龙骨，取云、龙属阳之意，入足三阴经，可以驱残虐之阴；入手少阴心、太阴肺，可以越酷热之阳。三阴者，其道远，故于未发之先服，令药入阴分以祛其邪。属心肺者，其道近，故于临发之时服，令药力入心肺以祛其邪。此方乃吐顽痰、和阴阳之剂，故牝疟、温疟俱可服。温疟者，或肺素有热，或邪气内藏于心；牝疟者，邪气内藏于肝、脾、肾。

论曰：疟脉自弦，即《素问》"痎疟皆生于风"。以风者善行而数变，故脉有浮大、迟数、紧小之殊，而不离乎弦。治法亦有汗、吐、下、针灸之异，而必本于风也。虽立汗、吐、下、针灸之法，后并不见其方，盖古圣作书，但立规模，设大略，终不能耳提面谛，使得谆谆详告，尤恐以辞害意，不可尽凭。而未云"以饮食消息止之"，则活处又在汗、吐、下、针灸之外也，书可尽言耶？夫疟多发于夏秋，而《礼记》曰："寒热不节，民多疟疾"①。此四时偏寒偏热之气，人感之则四时有胜复阴阳交争之疾也。四时疟者，《内经》曰："以秋病者寒甚"。新凉收敛，寒不外泄，阴阳相激，故令寒甚。《周礼》云秋疟寒疾②。疏③云：秋阳渐消，阴方盛，惟火沴④金，兼寒兼热，故有疟寒之疾也。以冬病者寒不甚，阳气闭藏，虽寒热交争，而伏阳在内，足以胜之，故寒不甚也。以春病者恶风，春时阳气开发，腠理渐疏⑤，余寒留连于荣卫之间，则起毫毛，而令洒淅恶风也。以夏病者多汗，暑热流行，肌肤蒸溽，值邪居之，则汗多泄也。然邪气残虐，卫气慓悍，故《内经》曰：与卫气应乃作，以残虐之邪而值慓悍之气，邪气正交争，故其寒汤火不能温，其热冰水不能寒也。其发之早宴⑥者，以邪气留于阳则发早，留于阴则发宴。其有今日子发，而明日丑发，渐次而转于戌亥，又复发于子丑者。盖荣卫之行不休，挈其邪气行于

---

① 寒热不节民多疟疾：见《礼记·月令》。

② 秋疟寒疾：见《周礼·天官》，原文为"秋时有疟寒疾"。

③ 疏：此指唐代贾公彦所疏《周礼》。疏，注释，解释。

④ 沴（lì利）：克，伤害。

⑤ 疎：同"疏"。

⑥ 宴：同"晏"。迟，晚。

阳，则发于午前；挈其邪气行于阴，则发于午后。故《内经》以"风无常府"故也。夫邪气入风府，循胛①而下，下者，入阴分也，故其发也晏。其气上行，出于缺盆，上者，阳之分也，故其发也早。其间日作者，邪不居荣卫，不在脏腑，在脏腑荣卫之间，募原之处，邪气蓄积，则内薄脏腑，而外薄荣卫，故间日或二三日发也。《灵枢经》曰：疟者，内薄于五脏，横连募原，其道远，其气深，其行迟，不能日作，故次日乃蓄积而作也。②详"蓄积"二字，则非一日之义明矣，必候蓄积与卫气相当，则病作也。此日之远近，发之蚤③晏者如此。若前辈以子午卯酉日发为少阴疟，寅申巳亥日发为厥阴疟，辰戌丑未日发为太阴疟，似无据之论。其温疟，则热伏藏于心肺之间，身无寒而但热，故《内经》曰："火郁之发，民病温疟。"牝疟者，或发于秋深，《内经》以秋病者寒盛，或寒水胜火。《内经》以阳明司天，四之气，病疟寒之疾，此在泉君火客气，寒水胜之，水火交争而作寒疟，内必有顽痰痼冷，伏于至阴之分也。其先寒而后热，先热而后寒，热多而寒少，寒多而热少者。《内经》以先伤于寒而后伤于风，故先寒而后热；先伤于风而后伤于寒，故先热而后寒。夫风寒之入于身，不即病者，必郁而为热，故先热而后寒，或热多而寒少。其即病者不分风与寒，必先起毫毛而发寒栗，令寒多而热少。未可执泥经言。经则言其常，此则言其变也。此外复有痰疟、食疟、水饮、积血之属，亦不过疟之兼证。而痰饮、

---

① 胛：当作"脊"。

② 疟者……故次日乃蓄积而作也：原文为"其间日发者，由邪气内薄于五脏，横连募原也。其道远，其气深，其行迟，不能与卫气俱行，不得皆出，故间日乃作也。"今通行本见《素问·疟论》。

③ 蚤：通"早"。《史记·项羽本纪》："旦日不可不蚤自来谢项王。"

积血、积食，必不能起毫毛而发腠理，作寒栗而鼓颔，其必本于风寒也，则又奚①疑？治之之法，察六淫之浅深，辨五脏之邪贼，《内经》分十二经以刺之，亦分十二经以药之也。

中风历节病脉证并治第五

夫风之为病，当半身不遂，或但臂不遂者，此为痹。脉微而数，中风使然。

《内经》曰："风者，善行而数变"，或着于半身，或着于一臂。风邪居之，则身臂不遂，而荣卫失其隧道之常度，故血凝于肤者为痹也。脉微则正气虚，数则邪气胜，以邪之所凑，其气必虚，故中风令脉如此。

寸口脉浮而紧，紧则为寒，浮则为虚。寒虚相搏，邪在皮肤。浮者血虚，络脉空虚。贼邪不泻，或左或右。邪气反缓，正气即急。正气引邪，喎僻不遂。邪在于络，肌肤不仁。邪在于经，即重不胜。邪入于腑，即不识人。邪入于脏，舌即难言，口吐涎。

邪在皮肤则脉紧，脉络空虚则脉浮，脉络空虚，则邪易中。若不泻之，其邪或在于左，或在于右。邪盛而正虚，逼其正气，是以正气即急，而邪气反缓。正气行于经隧之间，引邪气于头面，则为喎僻。引邪气于四肢，则为不遂也。邪之浅者在经络，邪之深者入脏腑，孙络之散见肤腠。邪气凝而不行，故其肉不仁。大经之行于经隧，邪气留而不去，故髓重不胜。不识人者，《经》所谓朦昧暴瘖②，此邪入腑，则朦昧不识人，入脏则舌难

① 奚：疑问词。犹"何"。
② 朦昧暴瘖（yīn音）：见《素问·气交变大论》，原文为"郁冒朦昧，心痛暴瘖。"瘖，哑。

言而为瘖矣。舌难言，则唇吻不收而涎下也。

寸口脉迟而缓，迟则为寒，缓则为虚。荣缓则为亡血，卫缓则为中风。邪气中经，则身痒而瘾疹。心气不足，邪气入中，则胸满而短气。

《难经》曰："血主濡之"。血亡则荣卫不濡，而邪易中，故令寸口之脉迟而缓。迟为寒入于经，缓为血不足也。寒气客于经络之中，令身痒而瘾疹者，以邪气搏于皮肤，其气外发，腠理开，毫毛摇，气往来行则为痒，痒为泄风，而瘾疹成也。若心气不足，则邪乘不足而客于心，客于心则隔碍其息道，故胸满而短气也。

寸口脉沉而弱，沉即主骨，弱即主筋，沉即为肾，弱即为肝。汗出入水中，如水伤心，历节黄汗出，故曰历节。

《圣济总录》曰："历节风者，由血气衰弱，为风寒所侵，血气凝涩，不得流通关节，诸筋无以滋养，真邪相搏，所历之节，悉皆疼痛。"或昼静夜发，痛彻骨髓，谓之历节风也。节之交三百六十五，十二筋皆结于骨节之间。筋骨为肝肾所主，今肝肾并虚，则脉沉弱，风邪乘虚淫于骨节之间，致腠理疏而汗易出。汗者，心之液，汗出而入水浴，则水气伤心，又从流于关节交会之处，风与湿相搏，故令历节黄汗而疼痛也。

跌阳脉浮而滑，滑则谷气实，浮则汗自出。

跌阳，胃脉也，诊在冲阳。滑则为实，浮则为风。风则令汗出，亦历节之脉。

少阴脉浮而弱，弱则血不足，浮则为风，风血相搏，即疼痛如掣。

少阴，肾脉也，诊在太溪。若脉浮而弱，弱则血虚，虚则邪从之，故令浮弱。风血相搏，则邪正交争于筋骨之间，则疼痛如掣。

盛人脉涩小，短气，自汗出，历节疼，不可屈伸，此皆饮酒汗出当风所致。

盛人不应脉涩小，涩为血虚，小为气弱。《内经》曰："脉小弱以涩，谓之久病。"短气者，正气内虚，汗出者，邪气外胜，故历节痛不可屈伸也。饮酒中风，则为漏风，今为历节，何也？以风邪常留于肌表，则为漏风。今盛人脉涩小，荣卫俱虚，风邪乘其汗出而入，搏于筋骨之间，则为历节，此风之所以善行而数变也。

诸肢节疼痛，身体尪羸①，脚肿如脱，头眩短气，温温欲吐，桂枝芍药知母汤主之。

诸肢节痛，谓骨节尽疼痛，痛久则邪盛正弱，身体即尪羸也。历节之病，由于汗出入水，酒后当风，风湿下注而为脚肿，搏于溪谷而筋络绝伤，故脚肿如脱也。头眩短气者，正气虚也，温温欲吐者，寒邪胜也，与桂枝芍药知母汤温经而散寒湿。

桂枝芍药知母汤方

桂枝四两　芍药三两　甘草二两　麻黄二两　生姜五两　白术五两　知母四两　防风四两　附子二两，炮

上九味，以水七升煮取二升，温服七合，日三服。

《内经》曰："形气不足，病气有余，是邪胜也。"又曰："外淫于内，所胜治之"。桂枝、麻黄、防风、甘草，辛甘以散风邪也。湿淫所胜，平以苦热，佐以辛酸，以苦燥之附子、知母之苦热，芍药、生姜之辛酸，白术之苦燥脾，为治肢节疼痛

---

① 尪羸（wānglěi 汪雷）：身体瘦弱或虚弱，肢体痿废不用。尪，筋骨萎缩弯曲；羸，瘦弱。

之大剂。又曰：桂枝、麻黄、生姜、防风长于去风发表，故用芍药之酸寒以收之；附子大热，有毒，过于温经散湿，故用知母之苦寒以制之；甘先入脾，白术、甘草之甘，引诸风药以入脾胜湿。

味酸则伤筋，筋伤则缓，名曰泄。咸则伤骨，骨伤则痿，名曰枯。枯泄相搏，名曰断泄。荣气不通，卫不独行，荣卫俱微，三焦无所御，四属断绝，身体羸瘦，独足肿大，黄汗出，胫冷。假令发热，便为历节也。病历节不可屈伸，疼痛，乌头汤主之。

《内经》曰：酸伤筋，咸伤骨。故味过于酸，肝气以津，津则筋缓，缓则肝气泄。味过于咸，大骨气劳，劳则骨痿，痿则肾脏枯，枯而又泄。肝肾并伤，名曰"断泄"①也。荣行脉中，卫行脉外。荣气不通，则卫气亦因之不行。不行则荣卫虚微，而真元之气不能通会于三焦，三焦则无所统御，四肢亦断绝也。既已荣卫虚微，肝肾并伤，则脾胃亦从而病。以脾主身之肌肉，故身体羸瘦。胃脉在足，故足独肿大也。脾胃虚，则风湿外袭。薄于皮肤，则为黄汗。注于下焦，则为胫冷。流于关节，则发热历节痛也。历节则使人屈伸不利而疼痛，与乌头汤，强筋骨而去风湿。

乌头汤方

麻黄　芍药　黄芪各三两　甘草三两，炙　川乌五枚，㕮咀，以蜜二升，煎取一升，即出乌头

上五味，㕮咀四味，以水三升，煮取一升，去滓，内蜜煎中，更煎之，服七合。不知，尽服之。

---

① 断泄：病名。指筋骨萎缩，肢体痿废不用之证。

历节疼痛者，散以麻黄、川乌之辛；屈伸不利者，缓以甘草之甘；芍药以通荣，黄芪以行卫，佐诸风药而通行荣卫，则历节风湿之邪，自不能容矣。仲景每用乌头而以蜜煎者，制其热毒也。

旧本有侯氏黑散、风引汤、防己地黄汤、头风摩膏、矾石汤，所主皆非中风历节证，是宋校正附入唐人方也。凡仲景方经，证在前而方在后，未有方在前而证在后者。况仲景为医方之祖，复取侯氏方者？知之，今概不录。

血痹虚劳病脉证并治第六

问曰：血痹从何得之？师曰：夫尊荣人，骨肉肌肤盛，重因疲劳汗出，卧不时动摇，加被微风，遂得之。但以脉自微涩，在寸口、关上小紧，宜针引阳气，令脉和紧去即愈。

《内经》曰："血凝于肤者为痹"。尊荣人，谓膏粱①之人也，膏粱数食甘肥，故肌肤盛而骨弱。肌肤盛，则不任疲劳，是以疲劳则汗出，汗出则腠理时开，即加被微风亦得血痹也。血即为风寒所凝，则脉自涩，而寸关自紧。针能导经络取诸痹，故宜针引阳气以泻风邪。令脉不涩而和，紧去则邪从散而病愈。问曰：痹之为病，害人最广，今人罕知经有五脏五痹，复有风、寒、湿三痹，仲景俱略而不言，而独称血痹，其复加"血"之一字，何也？无所经见，意者别有血耶？曰：在经有也。经曰："荣者水谷之精气，和调于五脏，洒陈于六腑，乃能入于脉也。故循脉上下，贯五脏络六腑也。"又曰："卫气者…不与风寒湿气和，故不为痹。"经言："荣者，血也；卫者，气也。"仲景

---

① 粱：通"粱"。《淮南子·人间训》："养以刍豢黍粱"。

复加"血"之一字，言血能为痹，而气不为痹。欲人专从血以理痹，其意在使人易识也。

又问曰：血痹与虚劳本非一证，而与同条共出，复将痹侠背行，马刀侠瘿者，皆痹症也，而置在虚劳证中，何也？曰：大率痹气，多从虚劳得之。而人至中年已后，虚劳者率多成痹。其不为甚辨者，由其病之相须，欲人知所本也。痹侠背行，马刀侠瘿者，痹也。置之虚劳者，言虚劳之能为痹也。以此而言，见其可以共条，非轻意为之者也。故总具以见病，错陈以见情，欲学者潜心玩索而自得之，原本之论也，独不察其方乎？黄芪五物即小建中之药也。

血痹阴阳俱微，寸口关上微，尺中小紧，外证身体不仁，如风痹状，黄芪桂枝五物汤主之。

阴阳俱微，寸关上微，则三部脉俱微也。尺中小紧者，承上章而言，以血痹之病，不惟寸关小紧，而尺中亦小紧也。不仁者，不知痛痒也。《内经》曰：卫气有所凝而不行，故为不仁。今风寒客于肌肤，凝其血脉，故外证身体不仁如风痹状，用黄芪桂枝五物汤，以通行荣卫而治血痹。

黄芪桂枝五物汤方

黄芪三两　芍药三两　桂枝三两　生姜六两　大枣十二枚一方有人参

上五味，以水六升，煮取二升。温服七合，日三服。

血痹不仁，则荣卫不利。黄芪走卫，芍药走荣，得桂枝宣导，则能出入阴阳，而调荣卫。辛以散风邪，甘以缓肌肉，姜、枣辛甘，佐诸药以逐风邪，而和肌肉。

论曰：仲景桂枝汤治伤寒中风，以为只治伤寒中风而已。及观夫阳明、太阴、少阴、厥阴诸证，率用桂枝，而《要略》

又以诐治①虚劳诸证，则未尝少缺，不独只以治伤寒中风也。余尝因是而得仲景之心法矣，乃《本草》所谓温中利气，通血脉，宣导百药者也。②惟其性热大辛，故能通利诸气，无所畏避。血脉和顺，则邪无所藏，自然荣卫强盛，疾病不作矣，经曰"辛以散之""辛以润之"是也。夫诸病之作，皆气逆而壅塞不通，今能散其逆气，而使血脉融合。虽有经络风邪，无由而藏蓄矣。故知仲景用之以通行血脉，而诸邪自去。又与诸攻击者不同，是何病之不可用也。由是而观，则知《素问》治鼓胀以鸡矢醴，治脾瘅以兰草，治怒狂者以生铁落，治目不瞑者以半夏，用之如响应桴③，考之《本草》，并无是能，然则皆因其所利而导之，未尝任药性以攻击之也。夫意不尽言，言不尽意者，药性也。犹将军之操刃而不杀人者，以决胜在乎谋也。得药性而不敢遽用者，以传化由脏腑也。故兵家有言曰："兵无常势，水无常形"④。制敌之妙，在乎人心，此意又在方法之外也。

夫男子平人，脉大为劳，极虚亦为劳。

大脉为虚阳有余，而真阴不足，并极虚人皆为劳也。

男子面色薄者，主渴及亡血。卒喘悸，脉浮者，里虚也。

《内经》曰："心者，生之本，神之变也，其华在面，其充在血脉。"津枯血耗之人，色泽不能华其面，故面色薄也。喘为

---

①　诐治：调治。诐，作"调"解，《广雅》：诐，调也。
②　乃本草所谓温中利气……宣导百药者也：《本草》，指《本草别录》，原文为"主温中，利肝肺气，心腹寒冷，冷疾，霍乱转筋，头痛，腰痛，出汗，止烦，止唾，咳嗽，鼻衄，能堕胎，坚骨节，通血脉，理疏不足，宣导百药。"
③　桴（fú浮）：击鼓的槌。
④　兵无常势水无常形：出自《孙子兵法·虚实》。

气虚，悸为血弱，其脉又浮，此荣卫俱伤，为里虚证也。

男子脉虚沉弦，无寒热，短气里急，小便不利，面色白，时目瞑，兼衄，少腹满，此为劳使之然。

沉弦为阴，病属里虚，故无寒热便溺者，气化乃能出。肺虚则气短，气短则不能通调水道，故里急小便不利，而少腹满也。白为肺色，鼻为肺窍。气既不能下化，则上逆于头，故目为之瞑；迫于血而鼻为之衄也。《内经》曰："劳则气耗"，其是类欤？

劳之为病，其脉浮大，手足烦，春夏剧，秋冬瘥。阴寒精自出，酸削不能行。

浮大俱为虚脉，故劳之为病，脉浮大也。四肢者，诸阳之本。阴不胜其阳，则手足烦。春木旺，夏火旺，阴虚阳盛之人，当木火燔灼之日，故春夏剧。秋金旺，冬水旺，金水相生之月，正阴平阳秘之时，故秋冬差。寒字作虚字看，阴虚则真气不守，而精自出，精出则酸削不能行。

男子脉浮弱而涩，为无子，精气清冷。

男子精气溢泻，阴阳和，故能有子。今脉浮弱，则阳不和矣；脉涩，则阴不和矣。涩者，参伍不调①，为血少伤精之脉，必精清气冷，而令无子。

夫失精家，少腹弦急，阴头寒，目眩，发落，脉极虚芤迟，为清谷亡血，失精。

肾主闭藏，肝主疏泄，失精则过于疏泄，故少腹弦急也。阴头为宗筋之所聚，真阳日亏，故阴头寒也。目眩则血衰，发

---

① 参伍不调：指脉象节律不齐，三五不匀，参差不一，错杂不调。见《素问·三部九候论》："形气相得者生，参伍不调者病。"

落则精竭，是以脉极虚芤迟。而虚主失精，芤主亡血，迟主下利清谷也。

脉得诸芤动微紧，男子失精，女子梦交，桂枝龙骨牡蛎汤主之。

脉芤而厥厥动摇，转索无常，故曰芤动微紧，此皆虚脉。男子得之则失精，女子梦交，亦失精也。

桂枝加龙骨牡蛎汤方

桂枝　芍药　生姜各三两　甘草二两　大枣十二枚　龙骨　牡蛎各三两

上七味，以水七升，煮取三升。分温三服。

桂枝、生姜之辛以润之，龙骨、牡蛎之涩以固之，甘草、大枣之甘以补之，芍药之酸以收之，则梦交、失精可愈。

男子平人，脉虚弱细微者，善盗汗也。

细微虚弱，则阳气陷于阴中，而不能卫外，故善盗汗。

人年五六十，其脉浮大者，痹侠背行，若肠鸣，马刀侠瘿者，皆为劳得之。

人年五六十，则气血已虚，虚则脉大，大则风邪居之，故痹者循背而行。若脉大而肠鸣，则中气虚。虚则经络不行，肝木不能遂其条达之性，郁而为马刀侠瘿者，皆从劳而得。

脉沉小迟，名脱气。其人疾行则喘喝，手足逆寒，腹满。甚则溏泄，食不消化也。

脉沉小迟，则阳气已虚，故名脱气。气脱而疾行之，必令人喘喝也。气不能以通行四末，故手足逆寒；不能以消磨水谷，故腹中满。是以甚则有溏泄、食不消化之证。

脉弦而大，弦则为减，大则为芤，减则为寒，芤则为虚，虚寒相搏，其名为革。妇人则半产漏下。男子则亡血失精。

人之所以有身者，精与血也。内填骨髓，外溉肌肤，充溢于百骸，流行于脏腑，乃天一所生之水，四大藉此以形成。是先天之神气，必恃后天之精血以为运用。有无相成，阴阳相生，毋令戕害。若其人房事过伤，劳倦过度，七情暗损，六淫互侵，后天之真阴已亏，先天之神气并竭。在妇人则半产胞胎，或漏下赤白。在男子则吐衄亡血，或梦交泄精。诊其脉必弦而大，弦为寒，而大为虚，既寒且虚，则脉成革矣。革者，如按鼓皮，中空之象，即芤大之脉。《内经》曰："浑浑革至如涌泉，病进而危弊"。故仲景一集中前后三致意焉。

虚劳里急，悸，衄，腹中痛，梦失精，四肢酸疼，手足烦热，咽干口燥，小建中汤主之。

里急，腹中痛，四肢酸疼，手足烦热，脾虚也；悸，心虚也；衄，肝虚也；失精，肾虚也；咽干口燥，肺虚也。此五脏皆虚，而土为万物之母，故先建其脾土。

问曰：仲景虚劳证中，已治悸、衄，而后复有悸、衄、瘀血一条，必非一病两出，岂前之所言者为虚劳，而后之言者为阴虚火动证耶？曰：虚劳者固能令人亡血，然偏热偏寒，瘀于内者，亦令人亡血。虚劳而亡血者，但当治其虚劳则自无吐衄之患。故用姜、枣、饴、桂、黄芪之属，大甘药以补其元阳。阳气充足，则血自止。若偏寒偏热，瘀于内者，亦令泛溢于上，渗泄于下，不由隧道，错经妄行，治有温之、寒之、下之之类。若一概施治，宁无差谬之弊乎？如虚劳而治以后方，则戕其正气；寒热而治以前药，则炽其贼邪。是以先后分开而治法迥别，故虚劳而附在血痹，瘀血而附以吐衄，各因其病本所同，欲使工因病而自求其故耳。不然，何不将虚劳另作一条，而以吐衄附之哉？至于咳嗽亦然，为肺气不和而嗽者，则属于肺痿，为其脏同也；为水饮而嗽者，则属之于饮，为其病同也。亦两出而治不同法，由其致病本殊故也。人求其病而不得，何不求其法而察之？所谓阴虚火动者，古无是说，乃后人之妄意。古人所患者，唯在阳虚而阴胜耳。虚则必寒，故治以温补，何尝有寒补以治虚火者，其见之何经乎？何知、檗①之属，日用而不知戒也。

小建中汤方

桂枝三两，去皮　甘草三两，炙　大枣十二枚　芍药六两　生姜三两　胶饴一升

上六味，以水七升，煮取三升，去滓，内胶饴，更上微火消解。温服一升，日三服。呕家不可用建中汤，以甜故也。

《内经》曰："脾为中央土，以灌四旁"，故能"生万物而法天地"。失其职，则不能为胃行其津液，五脏失所养，亦从而病也。建中者必以甘，甘草、大枣、胶饴之甘，所以建中而缓诸急。通行卫气者必以辛，姜、桂之辛，用以走表而通卫。收敛荣血者必以酸，芍药之酸用以走里而收营。营卫流行，则五脏不失权衡，而中气斯建矣。

虚劳里急，诸不足，黄芪建中汤主之。

黄芪建中汤方

于小建中汤内，加黄芪一两半，余依上法。

气短胸满者，加生姜；腹满者，去枣，加茯苓一两半；及疗肺虚损不足，补气加半夏三两。

虚劳则中气不足而里急。甘能缓诸急，故加黄芪之甘，同胶、饴、甘辈以缓急而补不足。从所不胜来者为贼邪，故用

---

① 知檗：指知母、黄檗。

芍药之酸以防肝。从所胜来者为微邪，故用桂枝之辛以泄肾。生姜泄逆气，故短气胸满者加生姜。甘令中满，故去大枣。淡能渗泄，故加茯苓，茯苓能止咳逆，故疗肺虚不足。补加半夏未详。

虚劳腰痛少腹拘急，小便不利者，八味肾气丸主之。

腰者，肾之外候，肾虚则腰痛。肾与膀胱为表里，不得三焦之阳气以决渎，则小便不利，而少腹拘急。州都之官，亦失其气化之职，此水中真阳已亏，肾间动气已损，与是方以益肾间之气。气强，则便溺行，而小腹拘急亦愈矣。方义详妇人杂病。

虚劳诸不足，风气百疾，薯蓣丸主之。

薯蓣丸方

二钱五分为一分。

薯蓣二十分　当归　桂枝　曲　干地黄　豆黄卷各十分　甘草二十八分　人参十分　芎䓖　芍药　白术　麦冬门　杏仁各六分　柴胡　桔梗　茯苓各五分　阿胶七分　干姜三分　白蔹二分　防风六分　大枣百枚，为膏

上二十一味，末之，炼蜜和丸，如弹子大。空腹酒服一丸，一百丸为剂。

风气百疾，非辛甘不足以散之。薯蓣、桂枝、黄卷、柴胡、白蔹、干姜、桔梗、防风之辛甘以去风邪。风行于身，则津液枯槁，故用阿胶、杏仁、麦冬、大枣之湿药以润之。曰虚，曰劳，曰诸不足，则脏腑气血俱不足也。气厚者为阳，人参、白术、甘草所以养阳。味厚者为阴，地黄、当归、芍药、川芎所以养阴。茯苓渗诸邪，酒曲行药势，服百丸而成大剂也。

虚劳虚烦不得眠，酸枣汤主之。

烦则卫气不行于阴，常留于阳，故不眠。

酸枣汤方

酸枣仁二升　甘草一两　知母二两　茯苓二两　芎劳二两

上五味，以水八升，煮酸枣仁，得六升，内诸药，煮取三升，分温三服。

枣仁引卫以入营，芎劳引血以归肝，荣卫和偕①，则得眠也。胃中有热则烦，烦则胃不和而卧亦不安。知母之苦以泄之，茯苓之淡以渗之，甘草之甘以和之，则上证可愈。

五劳极虚羸瘦，腹满不能饮食，食伤、饮伤、房室伤、饥伤、劳伤、经络荣卫气伤，内有干血，肌肤甲错，两目黯黑。缓中补虚，大黄䗪虫丸主之。

此条单指内有干血而言。夫人或因七情，或因饮食，或因房劳，皆令正气内伤，血脉凝积，至有干血积于中，而尪羸见于外也。血积则不能以濡肌肤，故肌肤甲错；不能以营于目，则两目黯黑。与大黄䗪虫丸以下干血，干血去，则邪出正王②，是以谓缓中补虚，非大黄䗪虫丸能缓中补虚也。

大黄䗪虫丸方

大黄十分，蒸　黄芩二两　甘草三两　桃仁一升　杏仁一升　芍药四两　干地黄十两　干漆一两　虻虫一升　水蛭百枚　蛴螬一升　䗪虫半升

上十二味，末之，炼蜜和丸，小豆大，酒饮服五丸，日三服。

---

① 偕：调和；和谐。

② 正王：指正气充盛。王，通"旺"。《灵枢·阴阳系明》："五行以东方为甲乙木，王春。"

《内经》曰："坚者削之"。是方纯削坚之剂，虽有甘草，安能解其克伐之性，而缓其药势者哉！妇人虚劳，大半内有干血，男子亦间有之，审其可攻而攻之，则厥疾可愈。《难经》曰："损其肝者，缓其中"。其此意欤？

卷　中

肺痿肺痈咳嗽上气病脉证治第七

问曰：热在上焦者，因咳为肺痿。肺痿之病，从何得之？师曰：或从汗出；或从呕吐；或从消渴，小便利数；或从便难，又被快药①下利，重亡津液，故得之。

师曰：寸口脉数，其人咳，口中反有浊唾涎沫者何？师曰：为肺痿之病。

《难经》曰：肾主五液。今病人或从汗吐之后，或从消渴小便利数之后，皆令津液内亡。液亡则水不能制火，故寸口脉数，为火盛刑金，是以肺热叶焦，咳唾涎沫，为肺痿之病也。脾主涎，肾主唾。脾为肺母，肾为肺子，肺虚则子母不能宣摄其津液，故咳则逆于上，而为浊唾涎沫也。

若口中辟辟燥②，咳即胸中隐隐痛，脉反滑数，此为肺痈，咳唾脓血。

若口干燥，咳而胸中隐隐作痛者，以胸中为肺之部分，知肺痈已成。上症脉微数，今反滑数者，热在肺中，蓄结痈脓，故咳唾脓血也。

脉数虚者为肺痿，数实者为肺痈。

肺痿得之亡津液，故脉数虚；肺痈得之热蓄结，故脉数实。

问曰：病咳逆，脉之何以知此为肺痈？当有脓血，吐之则死，其脉何类？师曰：寸口脉微而数，微则为风，数则为热，

---

①　快药：指峻下药。
②　辟辟燥：形容口中干燥状。

微则汗出，数则恶寒。风中于卫，呼气不入；热过于荣，吸而不出。风伤皮毛，热伤血脉。风舍于肺，其人则咳，口干喘满，咽燥不渴，多唾浊沫，时时振寒。热之所过，血为之凝滞，蓄结痈脓，吐如米粥。始萌可救，脓成则死。

何以知其为肺痈？胗其脉，寸口微而数。微则为风，风中于卫，伤其皮毛，故微则汗出也。数则为热，热过于荣，伤其血脉，故数则恶寒也。一呼一吸，荣卫流行。今风中于卫，热过于荣，呼吸之间，致荣卫失其出入之常度，故有呼气不入，而吸气不出也。肺合皮毛，始而风伤皮毛，久则风舍于肺。肺伤则咳而喘满，虽口干咽燥而多吐浊沫，故不渴也。时时振寒者，表气不守，表中邪热过于肺经，则血凝脓结，故吐如米粥也。始萌则肺未伤，故可救；脓成则肺已坏，故死。

王好古①曰：经言"呼出心与肺，吸入肾与肝"；或云"呼出肾与肝，吸入心与肺"。何也？答曰：呼不再呼，肺气随阳已入；吸不再吸，肝气随阴已出。大抵呼出心与肺，从天而言也；吸入肾与肝，从地而言也。噫，呼中有吸，不为独阳；吸中有呼，不为独阴；呼吸之中，阴阳互宅。故仲景言"呼气不入，吸气不出"，词旨甚深，反言见意，学者究心。

上气②，面浮肿，肩息③，其脉浮大，不治，又加利尤甚。

上气则喘，喘甚则摇肩，故曰肩息。以肩息则肺气衰，面肿则胃气竭。浮大者，虚脉也。故为不治。加之以利，则脾土又衰，故云"尤甚"。

---

① 王好古：元代医家。字进之，号海藏。撰《此事难知》《汤液本草》等书。

② 上气：指气逆而上，即气喘。

③ 肩息：气喘而抬肩呼吸，又称摇肩、抬肩大喘。

上气喘而躁者，属肺胀，欲作风水，发汗则愈。

形寒饮冷则伤肺，肺伤则上气喘息而烦躁也。由于金令不宣，风寒冷饮壅塞肺经，而欲作风水之证。发其汗则风去饮行，而肺胀悉愈。

肺痿，吐涎沫而不咳者，其人不渴，必遗尿①，小便数，所以然者，以上虚②不能制下故也。此为肺中冷③，必眩，多涎唾，甘草干姜汤以温之。若服汤已渴者，属消渴。

肺痿但吐涎沫而不咳者，上焦无热也，无热则不渴。唯其上焦无热，则肺中虚冷，不能禁制下焦，约束便溺，故遗尿而小便数也。肺既虚冷，又不能宣摄五液，但郁于肺经而为涎唾，逆于头而为眩也。

甘草干姜汤方

甘草四两，炙　干姜二两，炮

上㕮咀，以水三升，煮取一升五合，去滓。分温再服。

肺冷者，温以干姜。肺虚者，补以甘草。若服汤已而作渴者，此肺虚引水自救，又属消渴之证。

肺痿有寒热辨：

肺痿一症，上章言热在上焦，下章言此为肺中冷。似前后矛盾。夫脾为胃行津液，以输于肺。津液亡，则肺热叶干。干则咳，咳则胃中涎唾上引，故曰："热在上焦者，因咳为肺痿"。此属于热，人所以易知。至于上焦之阳，随津液以亡者，则金寒胃冷，涎唾上溢，肺脏受伤，故曰："肺痿唾涎沫而不咳"。此属于寒，人所未易识也。然咳者为热，不咳者为寒，是为易

---

① 遗尿：一般指睡觉时小便自遗，这里应作小便失禁解。
② 上虚：指肺虚。
③ 肺中冷：指肺虚有寒。

辨矣。其热在上焦，仲景不云何方以治。其肺中冷者，温以甘草、干姜，二物虽为温肺，其实甘草以和胃，干姜以温脾，胃和则涎唾能散，脾温则津液能行，子虚补母为不易之良方也。

咳而上气，喉中水鸡声①，射干麻黄汤主之。

射干麻黄汤方

射干三两　麻黄四两　生姜四两　细辛　紫菀　款冬花各三两五味子半升　大枣七枚　半夏半升，洗

上九味，以水一斗二升，先煮麻黄两沸，去上沫，内诸药，煮取三升。分温三服。

咳而上气，如水鸡声，连连不绝者，是汤主之。《内经》曰："肺若气上逆，急食苦以泄之"。射干、紫菀之苦，所以泄逆气也。以辛泻之，麻黄、生姜、细辛、半夏、款冬之辛，所以泻风邪也。以酸收之，以酸补之，五味之酸以补不足。虚则补其母，大枣之甘所以补母。

咳逆上气，时时唾浊②，但坐不得眠，皂荚丸主之。

皂荚丸方

皂荚八两，刮去皮用酥③炙

上一味，末之，蜜丸梧子大。以枣膏和汤服三丸，日三夜一服。

浊唾壅塞于肺，则不得卧，故时时唾浊也。皂荚味辛咸，辛能散，咸能软，宣壅导滞，利窍消风莫过于此。故咳逆上气，时时唾浊，坐不得卧者宜之。然药性慓悍，佐枣膏之甘以缓其药势。

咳而脉浮者，厚朴麻黄汤主之。脉沉者，泽漆汤主之。

---

① 水鸡声：形容喉间痰鸣声声不绝，犹如水鸡之声。水鸡即田鸡，蛙也。

② 唾浊：指浊黏稠痰。

③ 酥：指牛羊奶所制成之油，皂荚用火烘时，涂酥于上。

浮则为风，厚朴麻黄汤以散风邪。沉者为寒，泽漆汤以温肺气。

厚朴麻黄汤方

厚朴五两　麻黄四两　石膏如鸡子大　杏仁半升　半夏半升　干姜二两　细辛二两　小麦一升　五味子半升

上九味，以水一斗二升，先煮小麦熟，去滓，内诸药，煮取三升。温服一升，日三服。

麻黄、石膏、细辛，开腠理而致津液；半夏、干姜、杏仁，止喘咳而下逆气；厚朴平胃；小麦补脾；五味补肺，九味治咳而脉浮者用之。

泽漆汤方

半夏半升　紫参五两，一作紫菀　泽漆三升，以东流水五斗，煮取一斗五升　生姜五两　白前五两　甘草　黄芩　人参　桂枝各三两

上九味，㕮咀，内泽漆汁中，煮取五升。温服五合，至夜尽。

脉沉者，非寒邪即有伏饮。以泽漆、半夏长于消痰水，生姜、桂枝长于泄风邪，甘草、人参长于补肺金，白前、紫菀、黄芩长于止喘咳。九味治咳而脉沉者用之。

大逆上气，咽喉不利，止逆下气者，麦门冬汤主之。

麦门冬汤方

麦门冬七升　半夏一升　人参二两　甘草二两　粳米三合　大枣十二枚

上六味，以水一斗六升，煮取六升。温服一升，日三夜一服。

大逆上气，则为喘为咳，咽喉为之不利，麦门冬、半夏以

下气；粳米、大枣以补脾；甘草、人参以补肺。脾肺相生，则气得归原而大逆上气自止。

肺痈，喘不得卧，葶苈大枣泻肺汤主之。

痈生于肺，隔碍上焦故喘。喘则不得卧，与葶苈以泻肺定喘，则邪去；大枣以补脾益胃，则正复；而葶苈又过于泻肺，缓以大枣之甘也。

葶苈大枣泻肺汤方

葶苈熬令黄色，捣丸如弹子大　　大枣十二枚

上先以水三升，煮枣取二升，去枣，内葶苈，煮取一升，顿服。

咳而胸满，振寒脉数，咽干不渴，时时浊唾，腥臭，久久吐脓如米粥者，为肺痈，桔梗汤主之。

胸满振寒脉数，痈已成也。咽干不渴，时出浊唾，脓已成也，甚则至于腥臭矣。故用桔梗汤以解毒。

桔梗汤方

桔梗一两　　甘草一两

上二味，以水三升，煮取一升。分温再服，则吐脓血也。

桔梗之辛苦以解毒，甘草之甘温以排脓，已结痈脓必吐出而后愈，故再服则吐脓血。

咳而上气，此为肺胀，其人喘，目如脱状①，脉浮大者，越婢加半夏汤主之。

风寒客于肺中，则肺窍不利，故喘咳上气。喘咳甚者，则目张，故目如脱状也。前证肺衰则喘息动形，胃竭则面浮肿，

---

①　目若脱状：形容眼睛胀突，犹如脱出之状。

故脉浮大不治。今脉浮为风，大为寒，风寒壅于上焦，故用此汤发汗。

越婢加半夏汤方

麻黄六两　石膏半斤　生姜三两　大枣十五枚　甘草二两　半夏半斤

上六味，以水六升，先煮麻黄，去上沫，内诸药，煮取三升，分温三服。

辛以散之，麻黄、石膏、生姜、半夏之辛以散逆气；甘以缓之，甘草、大枣之甘以缓逆气。辛甘相合，脾肺发越，则上焦之邪必从汗出而泄也。

肺胀，咳而上气，烦躁而喘，脉浮者，心下有水，小青龙加石膏汤主之。

上证喘而躁者，属肺胀，欲作风水，发汗则愈。此证①心下有水，亦与上证不殊，故用小青龙加石膏汤以发汗。

小青龙加石膏汤方

麻黄　芍药　桂枝　细辛各三两　石膏二两　甘草　干姜各三两　五味子　半夏各半升

上九味，以水一斗，先煮麻黄，去上沫，内诸药，煮取三升。强人服一升，赢者减之，日三服，小儿服四合。

麻黄、桂枝、干姜用以止咳逆；细辛、半夏用以去水饮；五味、芍药用以收逆气；石膏、甘草用以止躁喘。九味为治肺胀、去水饮、散风寒之重剂。

肺痈胸胀满，一身面目浮肿，鼻塞，清涕出，不闻香臭酸辛，咳逆上气，喘鸣迫塞，葶苈大枣泻肺汤主之。

---

① 证：原作"症"，据日抄本改。

痛在肺，则胸胀满。肺调百脉而主皮毛，肺病，则一身面目浮肿也。肺开窍于鼻，肺气壅滞，则畜门不开，但清涕渗出，而浊脓犹塞于鼻肺之间，故不闻香臭酸辛也。以其气逆于上焦，则有喘鸣迫塞之证，与葶苈大枣汤以泻肺。

奔豚气病脉证治第八

师曰：病有奔豚，有吐脓，有惊怖①，有火邪②，此四部病，皆从惊发得之。

篇目止有奔豚一证，而吐脓、惊怕、火邪，皆简脱，必有缺文。经曰："太阳伤寒者，加温针必惊也。"若针处被寒，核起而赤者，必作奔豚；发汗后脐下悸者，欲作奔豚，故奔豚病，从惊发而得。

师曰：奔豚病，从少腹起，上冲咽喉，发作欲死，复还止，皆从惊恐得之。

"坎为豚，水畜，而性趋下。"③ 以惊伤心，恐伤肾，则肾气凌心而逆上，如贲突之状，故从少腹上冲胸咽也。气冲上则发时欲死，气下则还止，以时作时止，而其病亦有间有甚，皆从惊恐而得。

奔豚气上冲胸，腹痛，往来寒热，奔豚汤主之。

肾气上冲，则水火相搏，阴阳交争，而作往来寒热，奔豚汤所以泄其冲逆。

---

① 惊怖：指惊悸或惊恐。

② 火邪：这里指误用烧针、艾灸、火熏等法所引起的病变。

③ 坎为豚……而性趋下：出自《本草纲目·豕部》。《易·说卦传》言："乾为马，坤为牛，震为龙，巽为鸡，坎为豚，离为雉，艮为狗，兑为羊。"是以家畜分八卦，坎在八卦中代表水，水之性趋下，故云。

奔豚汤方

甘草　芎藭　当归各二两　半夏四两　黄芩二两　生葛二两
生姜四两　甘李根白皮一升

上九味，以水二斗，煮取五升。温服一升，日三夜一服。

辛能散逆，当归、芎藭、半夏、生姜以散逆。甘能缓急，
甘草、生葛、李根白皮以缓急。酸以收之，芍药之酸以敛肾邪。
苦以坚之，黄芩之苦以坚肾气。

发汗后，烧针①令其汗，针处被寒，核起而赤者，必发奔
豚，气从少腹上至心，灸其核上各一壮，与桂枝加桂汤主之。

烧针，即《素问》燔针、焠针，川蜀谓之煨针，用以行痹
溃痈。而昧者以治伤寒热病，即非也。发汗后，复加烧针以发
其汗，寒聚针处，则核起而赤，损阴血而惊心。心虚则肾气上
逆，发为奔豚，先灸核上以散其寒，次与桂枝加桂汤，以泄奔
豚之气也。

桂枝加桂汤方

桂枝五两，原三两　芍药三两　甘草二两，炙　生姜三两　大枣
十二枚

上五味，以水七升，微火煮取三升，去滓，温服一升。

发汗后，脐下悸②者，欲作奔豚，茯苓桂枝甘草大枣汤
主之。

《难经》曰：肾之积，名曰奔豚，发于少腹，上至心下，若
江豚之或上或下，久不已，令人咳逆，骨痿少气，以丙丁日得
之。今发汗后，脐下悸，欲作奔豚，虽非丙丁日得，然汗者心
之液，汗多则心气虚，肾气因动也。丙丁亦属心也，故以茯苓

---

① 烧针：针与灸相结合的一种治法，亦称作"温针"。

② 脐下悸：指脐以下有跳动的感觉。

为君，伐肾邪以利水。桂枝为臣，泄肾气以行阴。甘草为佐，大枣为使，二物用以入脾，令土能胜水。甘烂水①者，扬之则甘而轻，取其不助肾邪也。

茯苓桂枝甘草大枣汤方

茯苓半斤　甘草二两　大枣十五枚　桂枝四两

上四味，以甘烂水一斗，先煮茯苓，减二升，内诸药，煮取三升，去滓。温服一升，日三服。

甘烂水法：取水二斗，置大盆内，以勺扬之，水上有珠子五六千颗相逐，取用之。

胸痹心痛短气病脉证治第九

师曰：夫脉当取太过不及，阳微阴弦，即胸痹而痛，所以然者，责其极虚也。今阳虚知在上焦，所以胸痹、心痛者，以其阴弦故也。

阳微者，微则无气，不及脉也。阴弦者，弦则为痛，太过脉也。阳微则上焦阳虚，阴邪乘其虚而客于上焦，故作胸痹心痛。

平人无寒热，短气不足以息者，实也。

经曰："趺阳脉微而紧，紧则为寒，微则为虚，微紧相搏，则为短气。"此因于虚寒而短气也。经曰："短气腹满而喘，有潮热者，此外欲解，可攻里也。"是因于实热而短气也。若平人无以上寒热二证，但短气不足以息，则胸中有邪阻隔，为上焦实也。

胸痹之病，喘息咳唾，胸背痛，短气，寸口脉沉而迟，关

---

① 甘烂水：亦作"甘澜水"。即把水放在盆内，用瓢将水扬起来、倒下去，如此多次，看到水面上有无数水珠滚来滚去便是。多用以补助肾气。

上小紧数，栝楼薤白白酒汤主之。

《内经》曰：肺痹者，烦满喘而呕；心痹者，脉不通，烦则心下鼓，暴上气而喘。胸中者，心肺之分，故作喘息咳唾也。诸阳受气于胸，而转行于背，气痹不行，则胸背为痛而气为短也。寸脉沉迟，关脉小紧，皆寒客上焦之脉。"数"字误。

栝楼薤白白酒汤方

栝楼实一枚，捣　薤白半斤　白酒七升

上三味，同煮，取二升。分温再服。

薤白辛滑，能散结气为君；栝楼甘润，能利咽膈为臣，滑润之剂，所以去着也；白酒下气除痹以为佐。寇宗奭[1]曰："薤叶光滑，露亦难伫"。方中用之，取其滑泄之义。

胸痹不得卧，心痛彻背者，栝楼薤白半夏汤主之。

胸痹心痛彻背者，亦用栝楼薤白白酒汤，以不得卧，故加半夏，亦千里流水汤之义，于前方中加半夏半升。

胸痹，心中痞[2]气，留气结在胸，胸满，胁下逆抢心[3]，枳实薤白桂枝汤主之，人参汤亦主之。

痞气结于胸，故胸满；胁下逆抢心者，肝木上逆也。枳实、厚朴能下气；栝楼、薤白能利膈；木得桂而枯，桂枝能去胁下逆气。

枳实薤白桂枝汤方

枳实四枚　厚朴四两　薤白半斤　桂枝一两　栝楼实一枚，捣

---

① 寇宗奭（shì 是）：宋代药学家。撰《本草衍义》20 卷。

② 心中痞：指胃脘部有痞满之感。《医宗金鉴》谓："心中，即心下也。"

③ 胁下逆抢心：谓胁下气逆上冲心胸。

上五味，以水五升，先煮枳实、厚朴，取二升，去滓，内诸药，煮数沸。分温三服。

人参汤方

人参　甘草　干姜　白术各三两

上四味，以水八升，煮取三升。温服一升，日三服。

此即理中汤也。中气强，则痞气能散，胸满能消，胁气能下。人参、白术所以益脾，甘草、干姜所以温胃，脾胃得其和，则上焦之气开发，而胸痹亦愈。

胸痹，胸中气塞，短气，茯苓杏仁甘草汤主之，橘枳姜汤亦主之。

膻中为气之海，痹在胸中，则气塞、短气也。《神农经》曰：茯苓主胸胁逆气，杏仁主下气，甘草主寒热邪气，为治胸痹之轻剂。

茯苓杏仁甘草汤方

茯苓三两　杏仁五十个　甘草一两

上三味，以水一斗，煮取五升。温服一升，日三服，不差更服。

橘皮枳实生姜汤方

橘皮一斤　枳实三两　生姜半斤

上三味，以水五升，煮取二升，分温再服。

气塞、气短，非辛温之药不足以行之。橘皮、枳实、生姜辛温，同为下气药也。《内经》曰："病有缓急，方有大小。"此胸痹之缓者，故用君一臣二之小方也。

胸痹缓急者，薏苡附子散主之。

寒邪客于上焦则痛急，痛急则神归之，神归之则气聚，气聚则寒邪散，寒邪散则痛缓，此胸痹之所以有缓急者，亦心痛去来之义也。薏苡仁以除痹下气，大附子以温中散寒。

薏苡附子散方

薏苡仁十五两　大附子十枚，炮

上二味，杵为散。服方寸匕，日三服。

心中痞，诸逆①，心悬②痛，桂枝生姜枳实汤主之。

心中痞，即胸痹也。诸逆，如胁下逆抢心之类，邪气独留于上，则心悬痛，枳实以泄痞，桂枝以下逆，生姜以散气。

桂枝生姜枳实汤方

桂枝　生姜各三两　枳实五枚

上三味，以水六升，煮取三升。分温三服。

心痛彻背，背痛彻心，乌头赤石脂丸主之。

寒邪客上焦，近于前则心痛彻背，近于后则背痛彻心，故用辛热之剂，以散寒邪行结气。

赤石脂丸方

蜀椒一两，一法二分　乌头一分，炮　附子半两，炮，一法一分
干姜一两，一法一分　赤石脂一两，一法二分

上五味，末之，蜜丸如梧子大。先食一丸，日三服。不知，稍加服。

按：上证必有沉寒在胃，而虫动于膈，故用乌、附、石脂以温胃，干姜、蜀椒以杀虫，与上八方不侔③也。

九痛丸

治九种心痛。非仲景方。

附子二两，炮　生狼牙一两，炙香　巴豆一两，去皮心，熬，研如

---

① 诸逆：谓停留于心下的水饮或寒邪向上冲逆。
② 悬：挂，系。
③ 侔（móu 谋）：相等，齐。

脂　人参　干姜　吴茱萸各一两

上六味，末之，炼蜜丸，如梧子大。酒下，强人初服三丸，日三服；弱者二丸。兼治卒中恶①，腹胀痛，口不能言；又治连年积冷，流注心胸痛，并冷冲上气，落马坠车血疾等，皆主之。忌口如常法。

九痛者，一虫心痛，二注心痛，三风心痛，四悸心痛，五食心痛，六饮心痛，七冷心痛，八热心痛，九去来心痛。虽分九种，不外积聚、痰饮、结血、虫注、寒冷而成。附子、巴豆散寒冷而破坚积；狼牙、茱萸杀虫注而除痰饮；干姜理中气而和胃脘，相将治九种之心痛。巴豆除邪杀鬼，故治中恶腹胀痛口不能言、连年积冷流注、心胸痛、冷气上冲，皆宜于辛热，辛热能行血破血，落马坠车、血凝血积者，故并宜之。

腹满寒疝宿食病脉证治第十

趺阳脉微弦，法当腹满，不满者必便难，两胠②疼痛，此虚寒从下上也，当以温药服之。

趺阳，胃脉也；弦，肝脉也。趺阳微弦，乃木郁土中，故腹满也；若不满，则肝木自郁于胁下，失其疏泄之性而为便难。胠，胁下，肝之部分，故两胠疼痛也。此虚寒从下上入于脾土，当以温药服之。若寒实，则用后条温药下之也。

病者腹满，按之不痛为虚，痛者为实，可下之。舌黄未下者，下之黄自去。

腹满之证，虚者可按，实者不可按，故实者当下之。若舌有黄胎，而未经下者，则实热结于中焦，下之则实热除，而黄

① 中恶：病名。因感受秽毒或不正之气，突然厥逆，不省人事。
② 胠（qū 区）：即胸胁两旁腋下之处。

胎自去。腹满时减，复如故，此为寒，当与温药。腹满不减，故用承气下之。此腹满时减，则寒气或聚或散，当以温药以散其寒。

病者痿黄①，躁而不渴，胸中寒实，而利不止者死。

痿者脾气衰，黄者脾色见。夫躁而渴者为热，今躁而不渴，则胸中之宗气不能以胜阴寒，而为阴躁，故不渴也。病人既痿黄，又兼之下利不禁，则脾气衰绝，故死。

寸口脉弦者，即胁下拘急而痛，其人啬啬恶寒②也。

弦，肝脉，阴也。肝脉循胁里，夫寒主收引，故胁下拘急而痛。以寒胜于内，而阳气不行于外，外亦啬啬而恶寒也。

夫中寒家③，喜欠，其人清涕出，发热色和者，善嚏。

肺主欠，欠者，张口呵吸，伸臂转腰之状。今寒客于皮毛，阴阳邪正相引，故作欠也。肺主涕，如天寒则涕出，肺寒则清涕亦出也。寒则面惨而不和，今发热色和，则寒郁于肺经而为热也。《灵枢经》曰："阳气和利，满于心，出于鼻，故为嚏。"此气和于中而现于外，故面色和者善嚏也。

中寒，其人下利，以里虚也，欲嚏不能，此人肚中寒。

里虚不胜寒，则下利。上证中寒发热，色和则善嚏。今肚中寒，阳气不得和利，是以欲嚏而不能。

夫瘦人绕脐痛，必有风冷，谷气不行，而反下之，其气必冲，不冲者，心下则痞。

瘦人，虚弱人也。若绕脐作痛，必有风冷，有谷气着而不行。瘦人未可剧下，而反下之，则风冷之气必上冲，如不上冲，

---

① 萎黄：指面色枯黄而黯淡失泽。
② 啬啬恶寒：指洒洒然怕冷的感觉。
③ 中寒家：指素来体质虚寒的人。

必乘虚而结于心下为痞也。

病腹满，发热十日，脉浮而数，饮食如故，厚朴七物汤主之。

腹满者，内有实热也，脉浮而数，浮则为风，风为表邪，故发热十日，数则为热，热则消谷，故饮食如故，与下方荡腹满而除表热。夫表里俱实，当先解表，乃可攻里，今表邪微而里邪甚，故用承气桂枝二汤相合，以和表里，如伤寒之用大柴胡汤，此其义也。

厚朴七物汤方

厚朴半斤　甘草　大黄各三两　大枣十枚　枳实五枚　桂枝二两
生姜五两

上七味，以水一斗，煮取四升。温服八合，日三服。呕者加半夏五合；下利去大黄；寒多者加生姜至半斤。

厚朴、枳实、大黄，大承气汤去芒硝也；桂枝、甘草、生姜、大枣，桂枝汤去芍药也。二方相合，为治腹满发热之剂；半夏止呕逆，大黄荡结实，生姜温脾胃，当如法加减。

腹中寒气，雷鸣切痛①，胸胁逆满，呕吐，附子粳米汤主之。

《灵枢经》曰："邪在脾胃，阳气不足，阴气有余，则寒中肠鸣腹痛。"又曰：脾足太阴之别，名曰公孙……实则腹中切痛。② 盖脾胃喜温而恶寒，寒气客于中，奔迫于肠胃之间，故

---

① 雷鸣切痛：肠轰鸣腹剧痛。雷鸣，形容肠鸣的声音较响；切痛，形容腹痛的剧烈。

② 脾足太阴之别……实则腹中切痛：见《灵枢·经脉》。原文为"足太阴之别，名曰公孙。去本节之后一寸，别走阳明；其别者，入络肠胃，厥气上逆则霍乱，实则肠中切痛；虚则鼓胀。"

作雷鸣切痛，胸胁逆满呕吐也。附子粳米汤以散寒止逆。

附子粳米汤方

附子一枚，炮　半夏半斤，甘草一两，大枣十枚，粳米半升

上五味，以水八升，煮米熟，汤成，去滓。温服一升，日三服。

疗寒以热药。腹中寒气，非附子辛热不足以温之；雷鸣切痛，非甘草、大枣、粳米之甘不足以和之；逆满呕吐，非半夏之辛不足以散之；五物相需而为佐使。

痛而闭①者，厚朴三物汤主之。

厚朴三物汤方

厚朴八两　大黄四两　枳实五枚

上三味，以水一斗二升，先煮二味，取五升，内大黄，煮取三升。温服一升，以利为度。

此方即小承气汤也。《本草》云：通可以去滞，泄可以去闭。痛而闭者，以汤荡涤之，使塞者利而闭者通矣。

按之心下满痛者，此为实也，当下之，宜大柴胡汤。

大柴胡汤方

柴胡半斤　黄芩三两　芍药三两　半夏半斤，洗　枳实四枚，炙
大黄二两　大枣十二枚　生姜五两

上八味，以水一斗二升，煮取六升，去滓，再煎。温服一升，日三服。

按之不痛为虚，按之痛为实，当下之。柴胡性凉，能推陈致新，折热降火，用之为君；枳实、芍药合用能除坚破积，助大黄而攻心下满，为臣；黄芩除热凉心，用之为佐；生姜、半

---

① 闭：指大便秘结不通。

夏之辛以散之，大枣之甘以缓之，故以为使。

腹满不减，减不足言，当须下之，宜大承气汤。

腹满不减，当须下之，若减则不可下也。

大承气汤方

大黄四两，酒洗　厚朴半斤，炙，去皮　枳实五枚，炙　芒硝三合

上四味，以水一斗，先煮二物，取五升，去滓，内大黄，煮取二升，去滓，内芒硝，更上火微煮一二沸。分温再服，得下，止服。

苦泄满，咸软坚，大黄、芒硝之苦咸，以下坚满；辛散结，酸涌泄，厚朴、枳实之辛酸以破结实；凡人胃气为湿热所伤，必泄其土实，而元气乃得上下同流，此承气之所由名也。

心胸中大寒痛，呕不能饮食，腹中寒，上冲皮起，出见有头足①，上下痛不可触近，大建中汤主之。

寒气客于心胸之间，则拒格饮食，故呕不能食也。寒气搏于肠胃之外，冲突出见于皮肤膜原之分，如有头足，其痛则近于外，故不可以手触近也。与大建中汤以温中散寒。

大建中汤方

蜀椒二合，去汗　干姜四两　人参二两

上三味，以水四升，煮取二升，去滓，内胶饴一升，微火煎取一升半。分温再服，如一炊顷②，可饮粥二升，后更服，当一日食糜③，温覆之。

《内经》曰：寒者热之，虚者益之。蜀椒、干姜之辛热，用

---

①　上冲皮起出见有头足：形容腹中寒气攻冲，腹皮突起如有手足样的块状物。
②　一炊顷：约当烧一餐饭的时间。
③　食糜：指吃稀粥等易消化的食物。

以散寒邪；人参、胶饴之甘温，用以补中气。

胁下偏痛，发热，其脉紧弦，此寒也，以温药下之，宜大黄附子汤。

上证胁痛啬啬恶寒，今胁痛发热，则胁痛亦令人发热恶寒也。《灵枢经》曰："回肠当脐左环回"。则脐左与胁相近，此必有寒实结于肠间，故脉弦紧而胁下偏痛也，当以温药下其寒实。

大黄附子汤方

大黄三两　附子三枚，炮　细辛二两

上三味，以水五升，煮取二升。分温三服。若强人煮取二升半，分温三服，服后如人行四、五里，进一服。

大黄苦寒，走而不守，非寒者所宜，佐附子、细辛之大热，则寒性散而走泄之性存，亦反佐以取之之法也。

寒气厥逆，赤丸主之。

手足厥逆，寒淫所胜也，赤丸以温经散寒。

赤丸方

茯苓四两　半夏四两，洗，一方用桂　乌头二两，炮　细辛一两，《千金》作人参

上六味，末之，内真朱为色，炼蜜丸如麻子大。先食饮酒下三丸，日再夜一服。不知，稍增之，以知为度。真朱是朱砂。

方中简脱二味，非六味也，温经散寒，无非辛热之剂，四逆汤辈可选用之，不必拘泥。

腹痛，脉弦而紧，弦则冲气不行，即恶寒，紧则不欲食，邪正相搏，即为寒疝。寒疝绕脐痛苦，发则白汗①出，手足厥

---

① 白汗：指因剧痛而出的冷汗。

冷，其脉沉紧者，大乌头煎主之。

弦为痛，痛则气行于内而不卫于外，故外则恶寒。紧为寒，寒则不能以消谷，故不欲食，此寒邪在于腹中如此。若寒邪与正气相搏，结于下焦，则为寒疝。寒疝绕脐痛苦，痛则白汗出。白汗者，冷汗也。以汗出则阳虚而阴胜，阳气不能充于四末，故手足厥冷。当其寒在腹中，则腹痛，脉弦紧；及寒邪结于下焦，则为疝痛而脉沉紧也。大乌头煎以散下焦之寒。

乌头煎方

乌头大者五枚，熬去皮，不咬咀

上以水三升，煮取一升，去滓，内蜜二升，煎令水气尽，取二升。强人服七合，弱人服五合。不差，明日更服，不可一日再服。

乌头大热大毒，破积聚寒热，治脐间痛不可俛仰，故用之以治绕脐寒疝痛苦。治下焦之药味不宜多，多则气不专，此沉寒痼冷，故以一味单行，则其力大而厚。甘能解药毒，故内蜜煎，以制乌头之大热大毒。

寒疝腹中痛及胁痛里急者，当归生姜羊肉汤主之。

此寒疝之轻者，不绕脐痛苦，但腹痛、胁痛里急，是寒邪散漫于腹胁之间也，故用当归生姜羊肉汤缓剂以和之。

当归生姜羊肉汤方

当归三两　生姜五两　羊肉一斤

上三味，以水八升，煮取三升。温服七合，日三服。若寒多者加生姜成一斤；痛多而呕者加橘皮二两、白术一两。加生姜者，亦加水五升，煮取三升二合，服之。

寒疝腹痛者，温以生姜之热；胁痛者，散以当归之辛；里急者，缓以羊肉之甘，则上证可愈。

寒疝腹中痛，逆冷，手足不仁。若身疼痛，灸刺诸药不能治，抵当乌头桂枝汤主之。

寒淫于内，则腹中痛。寒胜于外，则手足逆冷，甚则至于不仁。而身体疼痛也，此内外有寒，即灸刺诸药亦不能治，故用辛甘大热之剂以疗之。

乌头桂枝汤方

乌头

上一味，以蜜二斤，煎减半，去滓，以桂枝五合解之。得一升后，初服二合；不知，即服三合；又不知，复加至五合。其知者，如醉状，得吐者，为中病。

乌头煎，热药也，能散腹中寒痛。桂枝汤，表药也，能解外证身疼。二方相合，则能达脏腑而利荣卫，和血气而播阴阳。其药势翕翕行于肌肉之间，恍若醉状，如此则外之凝寒已行。得吐，则内之冷结将去，故为中病。

其脉数而紧乃弦，状如弓弦，按之不移。脉数弦者，当下其寒，脉紧大而迟者，必心下坚；脉大而紧者，阳中有阴，可下之。

经曰："脉浮而紧者，名曰弦也。"今云脉数而紧乃弦，岂浮紧为弦缓，数紧为弦急者耶？脉数弦，脉紧大而迟，脉大而紧，三者皆阳中有阴，审其可下则下之也。

问曰：人病有宿食，何以别之？师曰：寸口脉浮而大，按之反涩，尺中亦微而涩，故知有宿食，大承气汤主之。方见前。

寸口脉浮大，非宿食也，以按之反涩则知上焦之气不行。《灵枢经》曰："上焦开发，宣五谷味"。今宿食积于中焦，则上焦不能宣发，故寸口脉涩也；宿食积而不行，则下焦不能济泌别汁，成糟粕而俱下于大肠，则尺中亦微而涩也。与大承气汤以推荡其宿食。

脉数而滑者，实也，此有宿食，下之愈，宜大承气汤。

下利不欲食者，有宿食也，当下之，宜大承气汤。

宿食不消，故下利而不欲食，用大承气汤以下其宿食。

宿食在上脘，当吐之，宜瓜蒂散。

瓜蒂散方

瓜蒂一分，熬　赤小豆一分，煮

上二味，杵为散。以香豉七合煮取汁，和散一钱匕，温服之，不吐者，少加之，以快吐为度而止。亡血及虚者不可与之。

《内经》曰："其高者，因而越之"。宿食在上脘者，故用酸苦以涌泄。赤小豆味酸，瓜蒂、香豉味苦，三味相合而为吐剂。

脉紧如转索无常者，有宿食也。

弦为寒，寒不杀①谷，故有宿食。

脉紧，头痛风寒，腹中有宿食不化也。

头痛风寒，外有寒邪也，寒令脉紧以脾胃喜温而恶寒。外既有寒邪，即腹中有宿食，亦令不消化也。

五脏风寒积聚病脉证并治第十一

肺中风者，口燥而喘，身运而重，冒②而肿胀。

风为阳邪，中于燥金，则口燥，彭彭而喘咳，肺病也。《内经》曰：肺调百脉，又曰："脏真高于肺，以行荣卫阴阳"。失其职而中于邪，则不能内溉脏腑，外输皮毛，血气不能归于权衡，

---

① 杀：指消化。

② 冒：即头目昏眩。

则身运而重，运之甚者则冒，重之渐者则肿，故冒而肿胀。

肺中寒，吐浊涕①。

寒主收引，肺中寒，则拥遏津液，而涕唾稠黏，故吐浊涕。或曰：肺中寒，当吐清涕。而此曰浊涕，何也？曰：清涕出于清道，必从鼻出，此寒郁成热，则浓滞稠黏，不能上越，故从口出也。

肺死脏②，浮之虚，按之弱如葱叶，下无根者，死。

《内经》曰："真脏脉见者死。"此五脏之死脉也，肺脏死浮而虚，肝脏死浮而弱，心脏死浮而实，脾脏死浮而大，肾脏死浮而坚。五脏俱兼浮者，以真气涣散不收，无根之谓也。《内经》曰：真肺脉至，如以羽毛中人肤，非浮之虚乎？葱叶，中空草也。若按之弱如葱叶之中空，下又无根，则浮毛虚弱无胃气。此真脏已见，故死。

肝中风者，头目𥅴③，两胁痛，行常伛④，令人嗜甘。

肝主风，风胜则动，故头目𥅴动也。肝脉布胁肋，故两胁痛也。风中于肝，则筋脉急引，故行常伛。伛者，不得伸也。《淮南子》曰："木气多伛"⑤。伛之义，正背曲肩垂之状，以筋脉急引于前故也。此肝正苦于急，急食甘以缓之，是以令人嗜甘也。

肝中寒者，两臂不举，舌本燥，喜太息，胸中痛，不得转侧，食则吐而汗出也。

---

① 浊涕：指黏痰。
② 死脏：指真脏脉，亦称五脏死脉。
③ 头目𥅴（shùn 顺）：指头目部肌肉掣动。
④ 伛（yǔ 雨）：即驼背，行走时常曲背垂肩。
⑤ 木气多伛：指木气过重，人就容易背驼。见《淮南子·地形训》。

此条全无肝经见证，以肝中于寒，寒邪先侮所不胜，而及于心，故心先病。两臂不举者，心脉循臂也。舌本燥者，心开窍于舌也。喜太息者，心气抑而不伸也。胸中者，心之部分，寒邪拒格于胸中，则胸中痛而不能转侧，食亦纳而吐出。吐则心之液随以上越，故汗出。

肝死脏，浮之弱，按之如索①不来，或曲如蛇行者，死。

肝死脏，浮之弱，失肝之职而兼肺之刑，按之不如弓弦而如索，如索则肝之本脉已失，不来则肝之真气已绝。或有如蛇行之状，蛇行者，曲折逶迤，此脉欲作弦而不能，故曲如蛇行，其死宜矣。按《内经》曰：胆脉如横格，亦死。② 其曲其横，本无二理，明者审之。

肝着③，其人常欲蹈④其胸上，先未苦时⑤，但欲饮热，旋覆花汤主之。方见妇人杂病。

肝着于邪，则传之于心，蹈其胸者，欲人重按其心之谓。重按之则寒气散而炅气⑥复，故未病时亦欲饮热汤以散其寒。

心中风者，翕翕发热，不能起，心中饥，食即呕吐。

心主热中于风，则风热相搏而翕翕发热不能起。心中虽饥，以风拥逆于上，即食亦呕吐也。

心中寒者，其人苦病，心如啖⑦蒜状，剧者心痛彻背，背

---

① 如索：谓脉象如绳索之状。

② 胆脉如横格，亦死：见《素问·大奇论》。原文为"脉至如横格，是胆气予不足也，禾熟而死。"

③ 肝着：病名。即肝脏气血郁滞不行之证。

④ 蹈：指叩按。

⑤ 先未苦时：指疾病痛苦未发之前。

⑥ 炅（jiǒng 炯）气：指热气。见《素问·举痛论》："寒气客于经脉中，与炅气相薄则脉满，满则痛而不可按也。"

⑦ 啖（dàn 但）：吃。

痛彻心，譬如蛊注①；其脉浮者，自吐乃愈。

《内经》曰：心恶寒。寒邪干心，心火被敛而不得越，则如啖蒜状而辛辣，愦愦然而无奈，故甚则心痛彻背，背痛心彻，如蛊注之状也。若其脉浮者，邪在上焦，得吐则寒邪越于上，其病乃愈。

心伤者，其人劳倦，即头面赤而下重，心中痛而自烦，发热，当脐跳，其脉弦，此为心脏伤所致也。

心脏已伤，若劳倦即扰其阳而面赤，面赤则阳气浮于上，而上盛下虚，下焦为之怠惰身重也。心伤则痛，心虚则烦，肾气乘其心虚欲上凌心，则水火争而身发热，筑筑然而脐跳动。其脉弦而不钩，则本脏之脉不现，知其为心脏伤也。

心死脏，浮之实如丸豆②，按之益躁疾者，死。

《内经》曰："真心脉至，坚而搏，如循薏苡子，累累然"。即浮之实如丸豆，按之益躁疾之脉。

邪哭③使魂魄不安者，血气少也；血气少者属于心，心气虚者，其人则畏，合目欲眠，梦远行而精神离散，魂魄妄行。阴气衰者为癫，阳气衰者为狂。

《内经》曰："血气者，人之神。"血虚则魂游，气虚则魄散。血气既虚，则精神不能统御魂魄，故使邪哭而魂魄不安也。心藏神，心虚，则魂魄不能随神往来，应精出入，合目则魂魄飞扬，故畏合目也。梦远行者，正精神离散，魂魄妄行之谓。

---

① 蛊注：病名。此喻如虫之蛀食样作痛。
② 丸豆：指脉乱如豆之动摇。
③ 邪哭：病名。指心伤的人无故而哭，有如鬼神作祟。

《内经》言："重阳者狂，重阴者癫"①。此阴气衰者为癫，阳气衰者为狂，似与彼异，然经亦有上实下虚，为厥癫疾。阳重脱者易狂，则知阴阳俱虚，皆可为癫为狂也。

脾中风者，翕翕发热，形如醉人，腹中烦重，皮目瞤瞤而短气。

风为阳邪，故中风必翕翕发热，脾主肌肉四肢，风行于肌肉四肢之间，则身体懈惰，四肢不收，故形如醉人。腹为阴，阴中之至阴脾也，故腹中烦重。《内经》曰："肌肉蠕动，命曰微风"。以风入于中，摇动于外，故皮目为之瞤动。腹中烦重，隔其息道不能达于肾肝，故短气也。

脾死脏，浮之大坚，按之如覆杯，洁洁状如摇者，死。

《内经》言："死脾脉来，锐坚如鸟之喙，如鸟之距，如屋之漏，如水之流。"皆形容其将绝之状。今但浮之大坚，按之如覆杯，此外实中空之象也。洁洁摇者，真脏之气不守也，故死。

趺阳脉浮而涩，浮则胃气强，涩则小便数，浮涩相搏，大便则坚，其脾为约，麻子仁丸主之。

浮为阳盛，阳盛则胃能消谷。涩为阴虚，阴虚则为无津液，而小便偏渗，故大便即坚也。麻子仁丸用以下坚润燥。

麻子仁丸方

麻子仁二升　芍药半斤　枳实一斤　大黄一斤　厚朴一尺　杏仁一升

上六味，末之，炼蜜和丸如梧子大。饮服十丸，日三，以知为度。

《内经》曰："脾为孤脏，中央土以灌四旁"，为胃而行津液。胃热，则津液枯而小便又偏渗。大肠失传送之职矣。《内

---

① 重阳者狂重阴者癫：见《难经·二十难》。《素问·调经论》："血并于阴，气并于阳，故为惊狂"。张介宾注："血并于阴，是重阴也；气并于阳，是重阳也。重阴者癫，重阳者狂，是为惊狂。"

经》曰："燥者濡之"。润以麻子、芍药、杏仁；结者攻之，下以大黄、枳实、厚朴，共成润下之剂。

肾着①之病，其人身体重，腰中冷，如坐水中，形如水状，反不渴，小便自利，饮食如故，病属下焦，身劳汗出，衣里冷湿，久久得之，腰以下冷痛，腹重如带三千钱，甘姜苓术汤主之。

此肾着于寒湿也。《内经》曰："伤于湿者，下先受之"。寒湿着于下焦，故身体重，甚则冷痛腹重，如带五千钱也。腰者，肾之府。肾寒则腰中冷，如坐水中，形如水状，而实非水也。肾虚当引水自救。今寒湿着于肾，是以不渴，不渴则无停饮而小便自利；小便利，则寒湿不淫于脾；脾土不伤，故饮食如故。此证因疲劳玄府开，汗出衣冷湿，久久则寒湿之气从而薄肾，故为肾着也。

甘草干姜茯苓白术汤方

甘草　白术各二两　干姜　茯苓各四两

上四味，以水五升，煮取三升。分温三服，腰中即温。

白术、茯苓，去湿而伐肾邪。甘草、干姜，温中而②腰肾。

肾死脏，浮之坚，按之乱如转丸，益下入尺中者，死。

肾脏死，浮之坚，与《内经》"辟辟如弹石，曰肾死"同，意皆坚之象也。按之则乱如转丸，下入尺中者，此阴阳离绝之状也，故死。以上真脏，与《内经》互有异同，然得非常之脉，必为非常之病。若未病者必病，进已病者必死。总之脉无胃气，现于三部中，脉象形容不一也。

问曰：三焦竭部，上焦竭善噫，何谓也？师曰：上焦受中焦气未和，不能消谷，故能噫耳。下焦竭，即遗溺失便，其气

① 肾着：病名。为寒湿附着于肾之外府腰部所致。

② 而："而"后疑有脱字，待考。

不和，不能自禁制，不须治，久则愈。

竭，虚也。经曰："三焦不归其部。上焦不归者，噫而酢吞①；中焦不归者，不能消谷引食；下焦不归者，则遗溲。"上焦，胃上口也；中焦，脾也，脾善噫，脾不和则食息迫逆于胃口而为噫也。《内经》曰："膀胱不约为遗溺"。《下经》曰："虚则遗尿"。其气不和，则溲便不约，故遗失而不能自禁制，不须治之，久则正气复而自愈。

师曰：热在上焦者，因咳为肺痿；热在中焦者则为坚，热在下焦者则尿血，亦令淋秘不通，大肠有寒者，多鹜溏②；有热者，便肠垢③。小肠有寒者，其人下重④便血；有热者，必痔。

热在上焦者，经所谓肺痿吐涎沫；热在中焦者，经所谓大满大实，坚有燥屎；热在下焦者，经所谓小便淋沥，小腹甚硬，小便则尿血也。三焦结热为病者如此。鹜性寒，从无硬粪，鹜溏，即鸭溏也。大肠属燥金，金寒则水谷不分，故鹜溏也。若大肠为热郁滞，则下稠黏垢浊之物，即下利便脓血也。《内经》曰："结阴者，便血一升，再结二升，三结三升。"又有阴寒为病。下利脓血者，而用桃花汤以温涩，乃下焦虚寒。寒伤血分，肠胃不固，则下重便血亦有寒也。小肠属火，膏粱之人，数食甘肥，甘肥热毒积于小肠，注于肛门，结而为痔矣。

问曰：病有积、有聚、有谷气⑤，何谓也？师曰：积者，

---

① 酢吞，指吞酸。
② 鹜溏：指大便完谷不化，如鸭的水粪杂下。鹜，即鸭。
③ 肠垢：指热痢便下脓血。
④ 下重：肠中有重滞下坠的感觉。
⑤ 谷气：病名。水谷之气停积留滞所致之病。

脏病也，终不移；聚者，腑病也，发作有时，展转痛移，为可治，谷气者，胁下痛，按之则愈，复发为谷气。诸积大法，脉来细而附骨①者，乃积也。寸口，积在胸中；微出寸口，积在喉中；关上，积在脐旁；上关上，积在心下；微下关，积在少腹；尺中，积在气冲②。脉出左，积在左；脉出右，积在右，脉两出，积在中央。各以其部处之。

《难经》曰："病有积有聚，何以别之？然：积者，阴气也；聚者，阳气也。故阴沉而伏，阳浮而动。气之所积，名曰积；气之所聚，名曰聚。故积者五脏所生；聚者六腑所成也。积者，阴气也，其始发有常处，其病不离其部，上下有所终止，左右有所穷处；聚者，阳气也，其始发无根本，上下无所留止。其痛无常处，故谓之聚。以是别知积聚也。"谷气者，谷饪之邪也。谷饪之邪留于脾胃，其气则横连募原，以脾之大络布胁，而胁下章门穴为脾之募，故胁下痛，按之谷气散则愈，不按则复发也。细而附骨，沉脉也，邪气稽留不去，息而成积，故脉附骨也。《内经》曰："前以候前，后以候后。上竟上者，胸喉中事也；下竟下者，少腹、腰、股、膝、胫、足中事也。"③故仲景以寸、关、尺、上、下、左、右别积聚之所在。

痰饮咳嗽病脉证并治第十二

问曰：夫饮有四，何谓也？师曰：有痰饮，有悬饮，有溢

---

① 细而附骨：指重按到骨始得的细而沉浮之脉象。

② 气冲：即气街，穴名，在鼠溪穴上三寸。此用以代表部位。

③ 前以候前……足中事也：指积聚之病，上尽于上，在脉则尽于鱼际，在体则应胸、喉；下尽于下，在脉则尽于尺部，在体则应少腹、腰、足。见《素问·五脏别论》。竟，尽也。

饮，有支饮。

问曰：四饮何以为异？师曰：其人素盛今瘦，水走肠间，沥沥有声，谓之痰饮；饮后水流在胁下，咳唾引痛，谓之悬饮；饮水流行，归于四肢，当汗出而不汗出，身体疼重，谓之溢饮；咳逆倚息，气短不得卧，其形如肿，谓之支饮。

《圣济总录》曰："三焦者，水谷之道路，气之所终始也。三焦调适，气脉平匀，则能宣通水液，行入于经，化而为血，灌溉周身。若三焦气塞，脉道壅闭，则水饮停滞，不得宣行，聚成痰饮，为病多端。"又因脾土不能宣达，致水饮流溢于中，布散于外，甚则五脏受病也。故《内经》曰："土郁之发，饮发于中。"以其性流衍①不常，治法亦有汗、下、温、利之异。痰饮者何？以平人水谷之气入于胃，变化精微，以充肌肉，则形盛。今不能变化精微，但变化为痰饮，此其人所以素盛今瘦，故水走肠间，沥沥作声也。悬饮者，以饮水后，水偏流于胁下，悬于肝经部分，肝脉入肺中，故一咳一唾，必相引而痛也。溢饮者，以饮入于胃，当上输于脾，脾当散精，上归于肺，则能通调水道。今脾失宣化之令，水竟流溢于四肢，在四肢可汗而泄，以其当汗不汗，则水饮留于肌肤脉络之中，故身体疼重也。支饮者，支散于上焦心肺之间，寒饮之气薄于肺，则咳逆倚息，薄于心，则短气不得卧，其形若肿，则水饮又支散于外，故谓之支饮也。

痰饮，《脉经》《千金翼》俱作淡饮，当以淡饮为是。若痰饮则稠黏，不能走肠间，沥沥作声也。

---

① 流衍：指水运太过，水流衍溢。见《素问·五常政大论》"水曰流衍"。

水在心，心下坚筑①，短气，恶水不欲饮。

水停心下，甚者则悸，微者短气。坚筑，悸状也。火恶水，故恶水不欲饮。

水在肺，吐涎沫，欲饮水。

联绵不断者曰涎，轻浮而白者曰沫。涎者津液所化，沫者水饮所成，酿于肺经则吐，吐多则津液亦干，故欲饮水。

水在脾，少气身重。

脾恶湿，水饮，湿类也。湿胜则土不能生金，故少气。脾主身之肌肉，故身重也。

水在肝，胁下支满，嚏而痛。

肝脉布胁肋，故胁下支满。水在肝，则条达之性为水郁，其气上走頑颡，至畜门而出鼻孔，因作嚏也。嚏则痛引胁肋，故嚏而痛，运气有湿郁，其热作嚏，此亦其义。

水在肾，心下悸。

水在肾，则肾气凌心，故筑筑然悸也。

夫心下有留饮，其人背寒冷如手大。

《内经》曰："背为阳，阳中之阳，心也。"诸阳受气于胸中，而转行于背。心下有留饮，则阳气抑遏而不行，故背寒冷，如手大者，言其不尽寒也。

留饮者，胁下痛引缺盆，咳嗽则转甚。

缺盆者，五脏六腑之道，故饮留于胁下，而痛上引缺盆，引缺盆则咳嗽，咳嗽则痛引胁下而转甚，此属悬饮。转甚，一本作辄已，未有咳嗽而胁下痛引缺盆，转愈也。

胸中有留饮，其人短气而渴，四肢历节痛。

---

① 心下坚筑：指心下坚实而悸动。

胸中者，属上焦也，今为留饮隔碍，则气为之短。津液不能上潮，则口为之渴也。饮者，湿类也，流于关节，故四肢历节痛也。

脉沉者，有留饮。

经曰："脉得诸沉者，当责有水。"故脉沉者为水饮。

膈上病，痰，满，喘，咳，吐，发则寒热，背痛，腰疼，目泣①自出，其人振振身𥆧剧，必有伏饮。

痰饮留于膈，则令人喘、咳、吐；发于外，则令人寒热，背痛腰疼；咳甚，则肺叶举而目泣出；喘甚，则息摇肩而振振身𥆧。如此剧者，必有伏饮。

夫病人饮水多，必暴喘满。凡食少饮多，水停心下。甚者则悸，微者短气。

饮水多，则水气泛溢于胸膈，必暴喘满也。凡人食少饮多，则胃土不能游溢精气，甚者必停于心下而为悸，微者则填于胸膈，而为短气也。

脉双弦者，寒也，皆大下后里虚。脉偏弦者，饮也。

大下后里虚，则脉偏弦，痰饮留于胁下，则脉偏弦。是弦为肝脉，而证则悬饮也。下文曰："咳家其脉弦，为有水，十枣汤主之。"又曰："脉沉而弦者，悬饮内痛。"又曰："肺饮不弦，则弦脉为悬饮无疑矣。"

肺饮不弦，但苦喘短气。

悬饮脉弦，肺饮脉不弦。肺饮，即支饮也。以水饮支散于上焦则喘，喘甚则气促，故有苦喘短气。

支饮亦喘而不能卧，加短气，其脉平也。

① 目泣：眼泪。

寒饮射肺，则喘息短促，故人喘甚则不能卧也。水饮支散于膈上，必无沉弦之脉，故其脉平，平之为言浮也，是肺之本脉也。

病痰饮者，当以温药和之。

素盛今瘦，则为痰饮，法当温之，则寒饮自散。

心下有痰饮，胸胁支满，目眩，苓桂术甘汤主之。

心下有痰饮，即支饮也，散于上焦，则胸胁支满。支满则隔碍清气，不得上通于头目，故目眩也。经曰："心下有支饮，其人苦眩冒"，用苓桂术甘汤利水饮。

茯苓桂枝白术甘草方

茯苓四两　桂枝、白术各三两　甘草二两

上四味，以水六升，煮取三升。分温三服，小便则利。

脾胃虚，则水谷化为痰饮。白术去湿健脾以为君，甘草和胃下气以为臣，茯苓淡渗以为佐，桂枝宣导以为使，使小便利而痰饮去。

夫短气有微饮，当从小便去之，苓桂术甘汤主之。肾气丸亦主之。肾气丸方见妇人杂病中。

苓桂术甘汤，利小便药也，故短气微饮者主之。肾气丸亦主之者，以脾胃喜温而恶寒。方中附子、桂枝之辛热可以温脾逐饮，茯苓、泽泻之甘咸可以通利水道，如虚劳小便不利，转胞不得溺者，皆用之也。

病者脉伏，其人欲自利，利反快，虽利，心下续坚满，此为留饮欲去故也，甘遂半夏汤主之。

寒饮留于中，则脉伏。自利者，水饮行也。虽自利而心下续坚满者，以旧饮渐去，而新饮续生，故与甘遂半夏汤以逐其水饮。

甘遂半夏汤方

甘遂_{大者三枚}　半夏_{十二枚，以水一升，煮取半升，去渣}　芍药_五
_枚　甘草_{如指大一枚}

上四味，以水二升，煮取半升，去滓，以蜜半升，和药汁煎取八合。顿服之。

留者行之，用甘遂以决水饮；结者散之，用半夏以散痰饮；甘遂之性直达，恐其过于行水，缓以甘草、白蜜之甘，收以芍药之酸。虽甘遂、甘草相反，而实有以相使，此酸收、甘缓约之之法也。《灵枢经》曰：约方犹约囊，其斯之谓欤？

脉浮而细滑，伤饮。

脉浮为病在上焦，细滑为水饮停蓄。

脉弦数，有寒饮，冬夏难治。

脉弦为悬饮，脉数为虚，故曰寒饮。若以数为热，则方书未见有热饮也。夫悬饮在胁下肝之部分，春则肝木自旺，是悬饮能行，秋则肺金制木，是悬饮可去。今但言冬夏难治，则春秋易治可知矣。夏者伏阴在内，悬饮只有十枣汤下之之法。若在夏月而下之，宁不损其脾阴，则土愈不制水而泛溢矣。冬者伏阳在内，万物闭塞，无扰乎阳。若冬月而下之，宁不伐其天和，则肾不主五液，而饮愈壅滞矣，此所谓冬夏难治也。

脉沉而弦者，悬饮内痛。

沉为水饮，弦为肝脉，此饮留于胁下而成悬饮。悬饮者，咳唾引痛，故曰"悬饮内痛"。

病悬饮者，十枣汤主之。

十枣汤方

芫花_熬　甘遂　大戟_{各等分}

上三味，捣筛，以水一升五合，先煮肥大枣十枚，取八合，去滓，内药末。强人服一钱匕，羸人服半钱，平旦温服之。不下者，明日更加半钱，得快之后，糜粥自养。

《本草》云："通可以去滞"。芫花、甘草、大戟之类是也。以三味过于利水，佐大枣之甘以缓之，则土有堤防而无崩溃暴决之祸。

病溢饮者，当发其汗，大青龙汤主之。小青龙汤亦主之。

《内经》曰："溢饮者，渴暴多饮，而易入肌肤肠胃之外也。"以其病属表，故可大小青龙汤以发汗。

大青龙汤方

麻黄六两，去节　桂枝二两，去皮　甘草二两，炙　杏仁四十个，去皮尖　生姜三两　大枣十二枚　石膏如鸡子大，碎

上七味，以水九升，先煮麻黄，减二升，去上沫，内诸药，煮取三升，去滓，温服一升，取微似汗。汗多者，温粉粉之。

上文曰："当汗出而不汗出，故为溢饮。"大青龙辛甘之剂用以发散水饮，取其微似有汗，汗多则正气虚，故以温粉粉之。小青龙汤去石膏见肺痿。

膈间支饮，其人喘满，心下痞坚，面色黧黑，其脉沉紧，得之数十日，医吐下之不愈，木防己汤主之。虚者即愈，实者三日复发，复与不愈者，宜木防己汤去石膏加茯苓芒硝汤主之。

饮浮于心下膈间，其气不通，则喘满痞坚。黧黑者，水饮之色见于面也。脉沉紧者，沉为饮，紧为寒也。得之数十日则支饮甚而正气虚，医吐之徒虚其阳，下之徒虚其阴，故不愈也。木防己汤者，补脾气而散饮，故虚者得之即愈，实者亦暂愈而复发，以旧饮未去，而新饮续停，故复发不愈，以其实也。宜

木防己汤去石膏，加茯苓、芒硝以下水饮。

木防己汤方

木防己三两　石膏十二枚，鸡子大　桂枝二两　人参四两

上四味，以水六升，煮取二升。分温再服。

防己利大小便，石膏主心下逆气，桂枝宣通水道，人参补气温中，正气王则水饮不待散而自散矣。加芒硝之咸寒，可以软痞坚；茯苓之甘淡，可以渗痰饮；石膏辛寒，近于解肌，不必杂于方内，故去之。于前方去石膏加芒硝三合、茯苓四两，取微利。

心下有支饮，其人苦冒眩，泽泻汤主之。

《内经》曰："清阳出上窍"。支饮留于心膈，则上焦之气浊而不清，清阳不能走于头目，故其人苦眩冒也。

泽泻汤方

泽泻五两　白术二两

上二味，以水二升，煮取一升。分温再服。

白术之甘苦以补脾，则痰不生；泽泻之甘咸以入肾，则饮不蓄，小剂以治支饮之轻者。

支饮胸满者，厚朴大黄汤主之。

支饮之重者则胸满，厚朴大黄汤以消胸满。

厚朴大黄汤方

厚朴一尺　大黄六两　枳实四枚

上三味，以水五升，煮取二升。分温再服。

大黄下痰逐饮为君，厚朴消痰除满为臣，枳实去胸胁痰痞为佐，此小承气汤也，但分两殊耳。

支饮不得息，葶苈大枣泻肺汤主之。方见肺痈。

不得息者，水饮迫肺也。用葶苈大枣汤以泻肺。

呕家本渴，渴者为欲解，今反不渴，心下有支饮故也，小半夏汤主之。

先呕却渴，此为欲解。若呕而不渴，则有寒饮在膈间作呕，故不渴也，与小半夏汤以散之。

小半夏汤方

半夏一升　生姜半斤

上二味，以水七升，煮取一升半。分温再服。

半夏消痰饮，生姜下逆气，气下饮消，其呕自止。并主诸呕吐，谷不得下。

腹满，口舌干燥，此肠间有水气，己椒苈黄丸主之。

痰饮留于中，则腹满，水谷入于胃，但为痰饮而不为津液，故口舌干燥也。上证曰："水走肠间，沥沥有声，故谓之痰饮。"此肠间有水气，亦与痰饮不殊，故用此汤以分消水饮。

防己椒目葶苈大黄丸方

防己　椒目　葶苈熬　大黄各一两

上四味，末之，蜜丸如梧子大。先食饮服一丸，日三服，稍增，口中有津液。渴者，加芒硝半两。

此水气在小肠也。防己、椒目导饮于前，清者得从小便而出；大黄、葶苈推饮于后，浊者得从大便而下也。此前后分消，则腹满减而水饮行，脾气转而津液生矣。若渴则甚于口舌干燥，加芒硝，佐诸药，以下腹满而救脾土。

卒呕吐，心下痞，膈间有水，眩悸者，半夏加茯苓汤主之。

于前小半夏汤方，加茯苓三两。半夏用以去水，生姜用以止呕，茯苓用以利水，三味相将，止呕而治水饮，则眩悸自止。

假令瘦人脐下有悸，吐涎沫而癫眩①，此水也，五苓散主之。

肾邪②凌心，则心下悸，自病则脐下悸。假令羸弱之人肾气素虚，肾主水，虚则水饮从而客之，则筑筑然作悸也。夫子病及母，水寒射肺，泛溢上焦，则清道不利，膈间为浊，是以吐涎沫而癫眩也，以五苓散以散水饮。

五苓散方

泽泻一两一分　猪苓三分，去皮　茯苓三分　白术三分　桂二分，去皮

上五味，为末。白饮服方寸匕，日三服，多饮暖水，汗出愈。

《下经》曰："诸有水者，腰以下肿宜利小便，腰以上肿当发汗乃愈。"脐下悸，下焦有水也。咸走肾，淡渗泄，泽泻之咸，二苓之淡，所以伐肾邪、泄伏水。吐涎沫而癫眩，上焦有水也。辛能散，甘能发，桂味辛能解肌，术味甘能发汗，是以多饮暖水取汗，亦桂枝汤啜粥以助药力之法也。

咳家，其脉弦，为有水，十枣汤主之。

脉弦为悬饮，故用十枣汤下之。

夫有支饮家，咳烦胸中痛者，不卒死，至一百日或一岁，宜十枣汤。

饮留于膈上，射肺则咳，乘心则烦。支饮只有胸中满、胸中痞，此胸中痛，则支饮之甚者也。若不卒死，或延至百日或一年，其水饮内着，故以十枣汤下之。

久咳数岁，其脉弱者可治，实大数者死。其脉虚者必苦冒，

---

① 癫眩：即头目晕眩。
② 肾邪：此指水邪。

其人本有支饮在胸中故也，治属饮家。

咳久者其气必虚，其脉必弱，脉病相应，故为可治。若实大数者，此邪盛正衰，脉病相逆，故死也。若咳而脉虚苦冒者，必有支饮在胸中而令咳，不必治其咳，宜于饮家求之。

咳逆倚息不得卧，小青龙汤主之。

青龙汤下已，多唾口燥，寸脉沉，尺脉微，手足厥逆，气从少腹上冲胸咽，手足痹，其面翕热如醉状，因腹下流阴股①，小便难，时复冒者，与茯苓桂枝五味甘草汤，治其气冲。

冲气即低，而反更咳、胸满者，用桂苓五味甘草汤去桂加干姜、细辛，以治其咳满。

咳满即止，而更复渴，冲气复发者，以细辛、干姜为热药故也。服之当遂渴，而渴反止者，为支饮也。支饮者，法当冒，冒者必呕，呕者复内半夏以去其水。茯苓桂枝五味甘草汤去甘草、去桂，加细辛干姜半夏汤主之。

水去呕止。其人形肿者，加杏仁主之，其证应内麻黄，以其人遂痹，故不内之。若逆而内之者，必厥，所以然者，以其人血虚，麻黄发其阳故也。

若面热如醉，此为胃热上冲熏其面，加大黄以利之。下已当作汗已。

此证用小青龙汤下已，而饮未尽除，故出入加减，亦不外小青龙汤方也。支饮未尽，则多唾口燥，以其人内虚，邪正错杂。小青龙汤有麻黄，或过发其阳，至令寸沉尺微，手足厥冷，或痹不仁，故气上冲胸咽，其面则翕然热如醉状，下流阴股，则不宣化小便，故小便难。先与茯苓桂枝五味甘草汤以治其气冲，其冲气即低，不上冲咽喉，不下流阴股矣。小便难，则水

---

① 阴股：指两腿的内侧。

饮续积，故时复冒，冒知水饮未散，而更发咳胸满者，用桂苓五味甘草汤，去桂加干姜、细辛，以治其咳满。肺得辛温，则咳满即止，然干姜、细辛热药，当发冲气而遂作渴，反不渴者，则知膈上有支饮也。饮则必冒，寒则必呕，故内半夏以去水，水去呕止。犹有余邪散漫于肌肤，其人形肿，加杏仁之轻剂以散之。形肿当内麻黄，以小青龙汤有麻黄，其人已虚，得之则手足冷痹。今其人又痹，故不内也。若妄内之而发其阳，其人血虚，则又如前之厥冷矣。前证从少腹上冲胸咽，面热如醉，为虚阳散于头面，此则因前后用热剂太过，积热于胃，故面热如醉，非翕然之热也，加大黄以下胃热。

桂苓五味甘草汤方

茯苓四两　桂枝四两，去皮　甘草三两，炙　五味子半升

上四味，以水八升，煮取三升，去滓。分温三服。

桂苓五味甘草汤去桂加干姜细辛汤方

茯苓四两　甘草　干姜　细辛各三两　五味子半升

上五味，以水八升，煮取三升，去滓。温服半升，日三。

桂苓五味甘草汤去甘草去桂加干姜细辛半夏汤方

茯苓四两　细辛　干姜各二两　五味子　半夏各半升

上五味，以水八升，煮取三升，去滓。温服半升，日三。

苓甘五味加姜辛半夏杏仁汤方

于前汤加杏仁半升，去皮尖，余依前法煎服。

苓甘五味加姜辛半杏大黄汤方

于前方加大黄三两，余依前法煎服。

先渴后呕，为水停心下，此属饮家，小半夏茯苓汤主之。

先呕却渴，水饮散也。先渴却呕，水饮停也。与小半夏茯苓汤以散水饮。

消渴小便利淋病脉证并治第十三

厥阴之为病，消渴，气上冲心，心中疼热，饥而不欲食，食即吐蛔，下之利不止。

厥阴何以为消渴？以厥阴属木，少阴属水，木为水之子，子能令母虚。厥阴之邪热盛，则肾水为之消，肾消则引水自救，故消而且渴，渴不为水止也。气上撞心，心中疼热者，心属火，水火通气，肝气通于心也。饥不能食者，胃司食而属土，木邪甚，土受制也。吐蛔者，蛔在胃中，无食则静，闻食臭出也。下之利不止者，邪属厥阴，下则反虚阳明，阳明属土，土虚则木益贼其所胜也。

寸口脉浮而迟，浮即为虚，迟即为劳，虚则卫气不足，劳则荣气竭。

浮主表，浮则卫气虚；迟主里，迟则荣气竭。今寸口得浮而迟，则肺气不能宣化精微，治节百脉，致荣卫虚竭，此上消脉也。

趺阳脉浮而数，浮即为气，数即消谷而大坚[①]，气盛则溲数，溲数即坚，坚数相搏，即为消渴。

趺阳，胃脉也。《内经》曰：三阳结，谓之消。[②] 胃与大肠谓之三阳，以其热结于中，则脉浮而数。《内经》又曰："中热则胃中消谷"。是数即消谷也。气盛，热气盛也。谷消热盛，则水偏渗于膀胱，故小便数而大便硬，胃无津液，则成消渴矣，此中消脉也。

趺阳脉数，胃中有热，即消谷引食，大便必坚，小便即数。此条原在淋中，今次之。

① 大坚：即大便坚硬。
② 三阳结谓之消：见《素问·阴阳别论》。今通行本作"二阳结，谓之消"。

《灵枢经》曰："胃中热，则消谷"。故热则消谷引食，大便必坚也。大便坚，则津液偏渗，故小便即数。

男子消渴，小便反多，以饮一斗，小便一斗，肾气丸主之。方见妇人杂病。

小便多，则消渴。《内经》曰："饮一溲二者不治"。今饮一溲一，故以肾气丸治之。肾中之气，犹水中之火，地中之阳，蒸其精微之气达于上焦，则云升而雨降，上焦得以如雾露之溉，肺金滋润，得以水精四布，五经并行，斯无消渴之患。今其人也，摄养失宜，肾水衰竭，龙雷之火①不安于下，但炎于上而刑肺金，肺热叶焦，则消渴引饮；其饮入于胃，下无火化，直入膀胱，则饮一斗溺亦一斗也。故用桂、附辛热，引真火以归原，地黄纯阴，壮真水以滋肾，则阳光行于地下，而雾露自降于中天，何消渴之有？此属下消。

脉浮，小便不利，微热消渴者，宜利小便发汗，五苓散主之。

脉浮为有表邪，故令有微热也，小便不利，则土干水涸，故消渴。消渴则饮水多，又恐其停饮，故与五苓散，利小便发汗。

渴欲饮水，水入则吐者，名曰水逆，五苓散主之。方见痰饮。

内有停饮而欲饮水，饮入则水与水相搏，必拒格②而吐，名曰水逆，五苓散以利水饮。

渴欲饮水不止者，文蛤散主之。

文蛤散方

文蛤五两

上一味，杵为散，以沸汤五合，和服方寸匕。

---

① 龙雷之火：指心肾之火。龙火指肾火，雷火指心火。
② 拒格：抵抗。

饮水不止者，则水饮必停。文蛤之咸以润下而止渴。一味独行者，取其气专精，入膀胱而利小便也。

淋之为病，小便如粟状①，小腹弦急②，痛引脐中。

《内经》曰："膀胱不利为癃"。不利则热郁于膀胱，煎熬便溺，小便如粟状，即今之石淋是也。夫肝主疏泄，癃闭则失其疏泄之性，故小腹弦急，而痛引脐中。

淋家不可发汗，发汗必便血③。

膀胱蓄热则为淋，发汗以迫其血，血不循经，结于下焦，又为便血。

小便不利者，有水气，其人苦渴，栝楼瞿麦丸主之。

小便不利，则水气客于下焦，客于下焦，则上焦苦渴，渴则益增其水，故与是汤止渴以利水。

栝楼瞿麦丸方

栝楼根二两　茯苓　薯蓣各三两　附子一枚，炮　瞿麦一两

上五味，末之，炼蜜丸，如梧子大。饮服三丸，日三服。不知增至七八丸，以小便利，腹中温为知。

薯蓣、栝楼，润剂也，用以止渴生津。茯苓、瞿麦，利剂也，用以渗泄水气。膀胱者，州都之官，津液藏焉，气化则能出矣，佐附子之纯阳，则水气宣行，而小便自利，亦肾气丸之变制也。

小便不利，蒲灰散主之，滑石白鱼散、茯苓戎盐汤并主之。

蒲灰散方

蒲灰七分　滑石三分

上二味，杵为散。饮服方寸匕，日三服。

---

① 粟状：谓小便排出细小如米屑、粟米样状物。
② 弦急：即拘急。
③ 便血：此指小便出血。

热封于血分者，亦令小便不利。滑石、蒲灰，利小便消滞血药也。

滑石白鱼散方

滑石二分　乱发二分，烧　白鱼二分

上三味，杵为散。饮服半钱七，日三服。

滑石利小便，乱发主五淋，白鱼利水道，同治小便不利。

茯苓戎盐汤方

茯苓半斤　白术二两　戎盐弹丸大一枚

上三味，以水五升，煮取三升。分温三服。

茯苓淡渗以伐肾邪，白术燥湿以补脾土，戎盐润下以利水道。以上三方，临病之工，审其所属者用之。

渴欲饮水，口干舌燥者，白虎加人参汤主之。方见中暍。

胃热则津液干，故渴欲饮水。口干舌燥，用白虎汤加人参，除胃热而生津液。

脉浮发热，渴欲饮水，小便不利者，猪苓汤主之。

脉浮发热，热在表也；渴欲饮水，热在里也。里有热则能消水，反停留而小便不利，故用猪苓以利小便。

猪苓汤方

猪苓去皮　茯苓　阿胶　滑石　泽泻各一两

上五味，以水四升，先煮取四味，取二升，去滓，内胶烊消①。温服七合，日三服。

茯苓、猪苓之淡用以渗泄，滑石、阿胶之甘用以滑窍，泽泻之咸用以润下。

论曰：渴者，与猪苓汤。又曰：口舌干燥，己椒苈黄丸主

---

① 洋消：当作"烊消"。指加热融化胶类药物。

之。夫猪苓汤利水道走津液，而反与渴者，是益其疾也？己椒、芎黄亦走津液之物也，似法之不协于理，而药之睽①于病者，何也？殊不知阴阳之道，阳先必阴后，阳上必阴下，此理之必然。而仲景之法，内有饮者外必渴。饮者，水也，所以必用五苓治之者，利其水也。夫水积于下，则火无所归避而炎上，其渴也固宜，水去则火就位，何渴之有也？

水气病脉证并治第十四

师曰：病有风水，有皮水，有正水，有石水，有黄汗。风水其脉自浮，外证骨节疼痛，恶风；皮水其脉亦浮，外证胕肿②，按之没指，不恶风，其腹如鼓，不渴，当发其汗；正水其脉沉迟，外证自喘；石水其脉自沉，外证腹满不喘；黄汗其脉沉迟，身发热，胸满，四肢头面肿，久不愈，必致痈脓。

风水与皮水相类属表，正水与石水相类属里。但风水恶风，皮水不恶风；正水自喘，石水不喘为异耳。自唐以来，复有五水、十水之说，皆由肾不主五液，脾不能行水，致津液充郭，上下溢于皮肤，则水病生矣。风水得之于风，故脉浮。骨节者，血气之所注。水搏于其间，则疼痛；风开其玄府，则恶风也。皮水者，水气客于皮肤之间，皮肤属表，故脉亦浮也。胃脉在足，水气乘土，则为胕肿也，按其肿上则水散，故按之陷下没指也，不因于风则不恶风也。帝曰：肤胀何以候之？岐伯曰：寒气客于皮肤之间，鼕③然不坚，腹大。故腹如鼓也。外客于皮肤，内不干脾胃，故不渴也。其在皮者汗而发之，故当发其

---

① 睽：不顺，乖离。

② 胕肿：即浮肿。

③ 鼕（kōng 空）鼕：象声词，鼓声或中空物体的叩击声。

汗。正水者，《灵枢经》曰：胃足阳明之脉，所生病者，大腹水肿。胃为五脏六腑之海，中央土以灌四旁，而肾为胃关，关门不利，故令聚水，此正经受病，故曰正水。水在内则脉沉迟，水上溢则为喘呼，故《内经》曰："水病下为胕肿，大腹，上为喘呼。"是以外证自喘也。石水者，外不散于皮肤，上不凌于心肺，但结于腹中而为腹满，故不喘也，以其水坚如石，故曰石水。黄汗者，脉亦沉，虽与正水相似，但其汗沾衣，色正黄如檗汁为异耳。其病得之汗出入水中浴，水从汗孔入，客于表则身热，客于里则胸满也。四肢者，诸阳之本；头面者，诸阳之首。黄汗之病，乃阳气虚而水气胜，故四肢、头面肿。如此久久不愈，则荣血不行，逆于肉理，乃生痈肿也。

　　脉浮而洪，浮则为风，洪则为气，风气相搏，风强则为隐疹，身体为痒，痒为泄风①，久为痂癞②；气强则为水，难以俯仰。风气相击，身体洪肿③，汗出乃愈。恶风则虚，此为风水。不恶风者，小便通利，上焦有寒，其口多涎，此为黄汗。

　　风令脉浮，故浮为风；气为水母，故洪为气。气者，水气也。经曰："邪入于经，则身痒而隐疹。"《灵枢经》曰：风邪"搏于皮肤之间，其气外发腠理，开毫毛，摇气往来，行则为痒。"是以痒为泄风也。久久不愈，则风邪留于血脉之中，皮肤疡溃而为痂癞矣。形盛于外为气强，《内经》曰："津液充郭，其魄独居"，即气强之意也。故气强则为水，水溢于皮肤之中，必俛仰为之不利。若风水相搏，流于经络，溢于肌表，则身体又洪肿矣，在表者可汗而泄，故汗出乃愈。风伤于卫则卫虚，

---

① 泄风：谓身体痒多汗，是风邪外出的现象，属癞的初期症状。
② 痂癞：病名。指结痂的癞病，眉发稀少，身有干疮而腥臭。
③ 洪肿：指周身浮肿。

故曰"恶风则虚，此为风水"。然黄汗亦身肿，但不因于风，则不恶风；不因于水，则小便通利；因于水，从汗孔入，水寒之气但客于上焦，故令上焦有寒，寒不能以摄其津液，则口多涎。此黄汗、风水之证有别如此。

寸口脉沉滑者，中有水气，面目肿大，有热，名曰风水。视人之目窠①上微拥②，如蚕新卧起状，其颈脉动，时时咳，按其手足上，陷而不起者风水。

沉者，就下之性。滑者，流衍之象。故沉滑者，中有水气也。面肿曰风，风郁于经则热，面目肿大有热，名曰风水。《内经》曰："诸有水者，微肿先见于目下也。"水者，阴也。目下亦阴也。腹者至阴之所居，故水在腹者，必使目下肿也。颈脉，人迎脉也，水邪干土，则颈脉动。水之本在肾，水之标在肺，时时咳也。《灵枢经》曰："水始起也，目窠上微肿，如新卧起之状。其颈脉动，时咳……以手按其腹，随手而起"③。此属水胀。如按水囊者，必随手而起，今风水搏于手足跗属肌肉之间，按而散之，猝不能聚，故陷下而不起也。

太阳病，脉浮而紧，法当骨节疼痛，反不疼，身体反重而酸，其人不渴，汗出即愈，此为风水。恶寒者，此为极虚，发汗得之。

渴而不恶寒者，此为皮水。

身肿而冷，状如周痹，胸中窒，不能食，反聚痛，暮躁不

---

① 目窠：眼胞。
② 微拥：即微肿。
③ 水始起也……随手而起：见《灵枢·水胀》。原文为："水始起也，目窠上微肿，如新卧起之状，其颈脉动，时咳，阴股间寒，足胫肿，腹乃大，其水已成矣。以手按其腹，随手而起。"

得眠，此为黄汗，痛在骨节。

咳而喘，不渴者，此为脾胀，其状如肿，发汗即愈。

然诸病此者，渴而下利，小便数者，皆不可发汗。

太阳伤寒，则脉浮紧，故发当骨节疼痛。今得伤寒脉，而身不疼痛，反重而酸者，此风水外胜也。不渴者，风水未干里也，以其外胜，故汗出即愈。风伤于卫，则表虚，恶寒者，表虚而又发汗也。皮水不因于风，则腠理致密，故不恶寒。上章言"皮水不渴"，今水气外留于皮，内薄于肺，亦令渴也。周痹者，风寒湿气客于分肉之间，真气不能周，故曰"周痹"。今身肿而冷，亦似真气不能周，但胸中窒，不能食而聚痛。暮躁不得眠，此异于周痹，故为黄汗证也。若水气外流于关节，则骨节痛，内薄于上焦，则为喘为咳也。不渴者，土不能制水，水邪泛溢也。以脾主身之肌肉，故为脾胀。脾胀者，其状亦肿，以其在肌肉之间，故发其汗即愈。以上四证，俱脉浮紧，皆当汗出而解。若渴而下利小便数者，则津液不足，故不可发汗也。

里水者，一身面目黄肿①，其脉沉，小便不利，故令病水。假如小便自利，此亡津液，故令渴也，越婢加术汤主之。方见下。

里有水则脉沉，小便不利，溢于表则一身面目黄肿，故与越婢加术汤，以散其水。若小便自利，此亡津液而渴，非里水之证，不用越婢汤也。越婢加术汤当在"故令病水"之下。

趺阳脉当伏，今反紧，本自有寒，疝瘕②，腹中痛，医反下之，下之则胸满短气。

---

① 黄肿：即浮肿甚的意思。

② 疝瘕：病名。因寒邪与脏气相搏，结聚少腹，冤热而痛，溲出血液。

趺阳脉当伏，今反数，本自有热，消谷，小便数，今反不利，此欲作水。

水邪乘土，则土败，故水证者，趺阳脉当伏。今反紧者，紧为寒，脾喜温而恶寒，寒聚于中，则结疝瘕而腹中作痛。夫寒疝当温之，反下之则虚其胃，寒气乘虚上逆，则胸满而短气也。趺阳脉当伏，今反数，数为热，经曰：热则消谷，而大便必坚，小便即数。今小便反不利，则水无从出，故欲作水也。

寸口脉浮而迟，脉浮则热，迟脉则潜，热潜相搏，名曰沉。趺阳脉浮而数，浮脉即热，数脉即止①，热止相搏②，名曰伏③。沉伏相搏，名曰水。沉则络脉虚，伏则小便难，虚难相搏，水走皮肤，即为水矣。

寸口者，肺脉也。今脉得浮而迟，浮为热，迟为潜，热潜于表，名曰"沉"，故沉则络脉虚。趺阳，胃脉也，今脉得浮而数，浮为热，数为止，热止于里，名曰"伏"，故伏则小便难。小便难，则水不得外泄，乘其络脉之空虚，而溢于肌表，即为水矣。

寸口脉弦而紧，弦则卫气不行，即恶寒，水不沾流④，走于肠间。

少阴脉紧而沉，紧则为痛，沉则为水，小便即难。

寸口以候表，弦紧为寒，寒则表气不行，不能以卫肌肤，故恶寒。气既不行，则水饮亦不宣，但走入肠间而为水。少阴以候里，紧沉亦为寒，寒则水饮着于内而不流，故为痛为水，

---

① 止：伏止。
② 热止相搏：谓热有留滞之象，而无运行之道。
③ 伏：沉浮。
④ 水不沾流：即水液不能循常道流行。

小便亦为难也。

脉得诸沉者，当责有水，身体肿重。

水溢，则脉沉于里而肿见于表。

水病脉出①者，死。

夫水留于中，伤脾胃而为大腹，散于外；伤经络而为洪肿。水病何以脉出？以脉、络、经、筋为水浸渍，则不能输精微以行荣卫，符刻漏②而维周身，但与水气浮溢于肌表而屈曲青紫可见，是中气衰微，荣卫断绝之象。故《灵枢经》曰：鼓胀"色苍黄，腹筋起"，其此类欤。

夫水病人，目下有卧蚕③，面目鲜泽，脉伏，其人消渴。

《内经》曰："目窠微肿，如卧起状，曰水。"又曰："诸有水者，微肿先见于目下也。"《上经》曰："色鲜明者有留饮"。是鲜泽者为水之色，脉伏者为水之性。消渴者，制水之由。

病水腹大，小便不利，其脉沉绝者，有水，可下之。

腹大者为水在里，小便不利者为水不行，是以脉亦沉绝也，故宜下之，以去其水。

问曰：病下利后，渴饮水，小便不利，腹满阴肿者，何也？答曰：此法当病水，若小便自利及汗出者，自当愈。

病下利，则脾土衰而津液竭，故渴引饮。而土又不能制水，故小便不利也。脾恶湿，是以腹满。肾主水，是以阴肿，此为病水无疑。若小便利则水行，汗出则水散，虽不药而自亦愈矣。

心水者，其身重而少气，不得卧，烦而躁，其人阴肿。

① 脉出：指脉暴出而无根。
② 刻漏：为中国古代计时器具，漏是带孔的壶，刻是附有刻度的浮箭。
③ 卧蚕：形容眼胞肿，象有蚕卧在上面一样。

《内经》曰："心主身之血脉"。《上经》曰："水在心，心下坚筑，短气"。是以身重少气也。《内经》曰："诸水病者不得卧"。夫心属火，水在心，则蒸郁燔烁，是以不得卧而烦躁也。心水不应阴肿，以肾脉出肺络心，主五液而司闭藏，水之不行，皆本之于肾，是以其阴亦肿也。

肝水者，其腹大，不能自转侧，胁下腹痛，时时津液微生，小便续通。

肝属木，其经布胁肋。木乘土，则胁下腹中皆痛，及腹大不能自转侧也。夫肝主疏泄，是以小便续通，肾无壅滞，则津液得以上达。故《内经》曰："地气上者属于肾，而生水液也。"若脾水，则小便不通，而津液亦不生矣。

肺水者，其身肿，小便难，时时鸭溏。

肺主身之皮毛则身肿，肺病则不能通调其水入膀胱，致小便难，但走大肠而水谷不别，故时时鸭溏。

脾水者，其腹大，四肢苦重，津液不生，但苦少气，小便难。

腹为阴，阴中之至阴，脾也。以至阴之脏，而寒水乘之，则腹胀大。脾主四肢，则四肢苦重也，小便续通，则津液微生。今小便难，则五液壅滞，而脾又能制肾，隔碍中焦，津液不能上达，下焦之气不能上通，则津液不生，并苦少气也。

肾水者，其腹大，脐肿腰痛，不得溺，阴下湿如牛鼻上汗，其足逆冷，面反瘦。

肾者，胃之关也。关门不利，故令聚水而生病，是有腹大脐肿之证也。腰者，肾之外候，故令腰痛。膀胱者，肾之府，故令不得溺也。以其不得溺则水气不得泄，浸渍于睾囊而为阴汗，流注于下焦而为足冷。夫肾为水脏，又被水邪，则上焦之气血随水性而下趋，故其人面反瘦，非若风水、里水之面目洪肿也。

师曰：诸有水者，腰以下肿，当利小便；腰以上肿，当发汗乃愈。

《内经》曰："开鬼门，洁净府"，谓发汗利小便也。腰以上属阳，汗之以开其鬼门；腰以下属阴，利之以洁其净府。上下分消以去之，则水自不能容矣。

师曰：寸口脉沉而迟，沉则为水，迟则为寒，水寒相搏。趺阳脉伏，水谷不化，脾气衰则鹜溏，胃气衰则身肿。少阳脉卑①，少阴脉细，男子则小便不利，妇人则经水不通。经为血，血不利则为水，名曰血分。

沉为水，迟为寒，水寒相搏，则土败矣。是以胃之趺阳脉则伏，脾之水谷则不磨，脾衰则寒内着而为鹜溏，胃衰则水外溢而为身肿也。少阳者，三焦也。《内经》曰："三焦者，决渎之官，水道出焉。"今少阳脉卑，则不能决渎矣。在男子则小便不利。少阴者，肾也。《中藏经》曰："肾者……女子以包血"，以其与冲脉并行。今少阴脉细，则寒气客于胞门矣，在妇人则经水不通。经虽为血，其体则水，况水病而血不行，其血亦化为水，故名曰血分。

问曰：病者苦水，面目身体四肢皆肿，小便不利，脉之，不言水，反言胸中痛，气上冲咽，状如炙肉②，当微咳喘，审如师言，其脉何类？师曰：寸口脉沉而紧，沉则为水，紧则为寒，沉紧相搏，结在关元，始时当微，年盛不觉，阳衰之后，荣卫相干，阳损阴盛，结寒微动，肾气上冲，咽喉塞噎，

① 脉卑：指脉按之沉而弱，表示营血不足。
② 炙肉：形容咽喉部如有烤过的肉块梗塞一样的感觉。

胁下急痛。医以为留饮，而大下之，气击不去，其病不除。后重吐之，胃家虚烦，咽燥欲饮水，小便不利，水谷不化，面目手足浮肿。又与葶苈丸下水，当时如小差，食饮过度，肿复如前，胸胁苦痛，象若奔豚，其水扬溢，则浮咳①喘逆。当先攻击冲气，令止，乃治咳；咳止，其喘自差。先治新病，病当在后。

寸口脉沉而紧，沉为水，紧为寒。水寒之气结于关元，当其少壮之时，阳气正旺，虽有结寒，亦为不觉，乃至阳衰之后，荣卫亦虚，其阳则损，其阴则盛。关元结寒，乘其阳虚而动，肾中阳气不能以胜阴寒。寒气上冲，咽喉闭塞，胁下亦相引而急痛也。医者不求其本因寒水结在关元，见其标证面目身体四肢皆肿，小便不利，以为水饮而大下之，其冲气不为下止，后重吐之。非惟冲气不止，而大吐大下，复又损其胃而亡其津液，是以咽燥引饮也。吐下后其阳愈虚，则不能施行便溺；其寒愈胜，则不能消化水谷，是以小便不利，而水谷不化，面目手足犹然浮肿。复与葶苈丸下水，而浮肿小差，食饮过度，则脾胃复伤，肿复如前。其实水寒结于关元，而未散寒，上冲则胸胁苦痛，象若奔豚，水扬溢则为浮肿、喘咳也。当先攻其寒以疗其冲逆，后乃治其水以止其咳喘。

风水，脉浮身重，汗出，恶风者，防己黄芪汤主之。腹痛加芍药。方见湿病中。

风胜则脉浮，水胜则身肿，风水搏于皮肤之间，开其玄府，是以汗出而恶风也。《上经》曰："恶风则虚，此为风水。"与黄芪、甘草以固表，防己以疗风水肿，白术以逐皮间风水结肿，

---

① 浮咳：指水气上浮，迫肺作咳。

为治风水表虚之剂。芍药主邪气腹痛，故腹痛加芍药。

风水恶风，一身悉肿，脉浮不渴，续自汗出，无大热，越婢汤主之。

此证风水胜于表，故一身悉肿，不属于里，故不渴无热也。恶风汗出，风淫所胜也。越婢汤者，发散风水之剂。

越婢汤方

麻黄六两　石膏半斤　生姜三两　甘草二两　大枣十五枚

上五味，以水六升，先煮麻黄，去上沫，内诸药，煮取三升。分温三服。恶风加附子一枚炮。

辛能散风，甘能胜水，越婢汤者，辛甘之剂以发脾气，则在表之邪得一汗而泄，开鬼门之法也。虚者恶风，故加附子。

越婢，《外台》作越脾。道经曰：脾之神多妒嫉，妇人多妒，乃脾经受气也。脾土寄旺无定形，而妒亦无定准。脾为脏之卑，婢为女之卑，脾之言婢，殆有义欤。

皮水为病，四肢肿，水气在皮肤中，四肢聂聂①动者，防己茯苓汤主之。

水气在皮肤中，与正气相搏，故四肢肿而聂聂动也。防己茯苓汤以散皮中之水。

防己茯苓汤方

防己三两　黄芪三两　桂枝三两　茯苓六两　甘草二两

上五味，以水六升，煮取二升。分温二服。

《本草》云："通可以去滞"。防己之属是也。以防己能利九窍血脉关节，故以为君；桂枝能通血脉发汗，故以为臣。肺合皮毛，皮有水，则气耗于外，故用黄芪、甘草益气以为佐，

① 聂聂动：指轻微跳动。

茯苓淡渗以为使。

里水，越婢加术汤主之，甘草麻黄汤亦主之。

里水详见上章，于越婢汤中加术四两。

甘草麻黄汤方

甘草二两　麻黄四两

上二味，以水五升，先煮麻黄，去上沫，内甘草，煮取三升。温服一升，重覆汗出，不汗，再服。慎风寒。

里有水而越于表，故用辛甘之剂以发汗。

水之为病，其脉沉小，属少阴；浮者为风，无水虚胀者，为气。水，发其汗即已，脉沉者宜麻黄附子汤，浮者宜杏子汤。

肾主水，少阴能聚水而生病，故脉沉小属少阴。浮者属风，无水虚胀者属气也。水病在表者发之，腰以上者发之，故发其汗即已。肾本为水脏，而水之性本寒，非附子不足以逐其寒，非麻黄不足以散其水，佐甘草以益脾，令土能胜水也。杏子汤未见。

麻黄附子汤方

麻黄三两　甘草二两　附子一枚，炮

上三味，以水七升，先煮麻黄，去上沫，内诸药，煮取二升半。温服八分，日三服。

厥而皮水①者，蒲灰散主之。方见消渴中。

皮水在皮肤中，厥则水气浸淫于里，故用蒲灰散以利小便。

问曰：黄汗之为病，身体肿，发热汗出而渴，状如风水，汗沾衣，色正黄如檗汁，脉自沉，何从得之？师曰：以汗出入

---

①　厥而皮水：指水邪外盛，隔其身中之阳不行于四肢，而见四肢厥冷及皮水之症状。

水中浴，水从汗孔入得之，宜黄芪芍药桂枝苦酒汤主之。

　　汗出则玄府开，入水浴，则凄沧之水寒，藏留于腠理皮肤之中，则身肿发热也。汗出沾衣如檗汁，则津液内竭，是以汗出而渴也。身肿虽状如风水，但风水之脉不沉，汗不黄，口不渴为异耳。上章言黄汗身肿而冷，今身肿发热；上章言黄汗口多涎，今口作渴。以汗者心之液。经曰：汗出入水浴，则水气伤心。今薄于皮肤，则身肿发热，而渴伤于心，则水寒之气胜于上焦，故有上焦多寒而口多涎，身肿而冷，胸中窒之证也，则黄汗亦有表里之分欤？

黄芪芍药桂枝苦酒汤方

黄芪五两　芍药三两　桂枝三两

　　上三味，以苦酒一升，水七升，相和，煮取三升。温服一升。当心烦，服至六七日乃解；若心烦不止者，以苦酒阻故也。

　　邪之所凑，其气必虚。以其人汗出，则表气本虚，浴之则水气乘虚而入，故用黄芪以固其卫，芍药苦酒以收其荣，桂枝以散其水。如是，则发中有补，邪去正安矣。苦酒味酸，其气涩以收，故令人心烦。六七日乃解者，待其正气复也。

　　黄汗之病，两胫自冷；假令发热，此属历节。食已汗出，又身常暮盗汗出者，此劳气也。若汗出已反发热者，久久其身必甲错。发热不止者，必生恶疮。若身重，汗出已辄轻者，久久必身𥆧，𥆧即胸中痛，又从腰以上必汗出，下无汗，腰髋弛痛，如有物在皮中状，剧者不能食，身疼重，烦躁，小便不利，此为黄汗，桂枝加黄芪汤主之。

　　湿就下而流关节，故黄汗病两胫冷，若两胫热，则属历节之病。其食已汗出，为胃气外泄，暮而盗汗，为荣气内虚，又属虚劳之证。二者俱汗出，皆非黄汗也，欲作黄汗之证，汗出已而热不为汗衰，反发热而热不止，薄于外则销烁皮肤，故令身体枯槁①；薄于里则溃脉烂筋，故令生恶疮也。夫湿胜则身重，汗出虽湿去身轻，而正气未必不损，如此久久，必耗散诸阳，故身瞤而脑痛。是以上焦阳虚，则腰以上汗出；下焦湿胜，而为腰髋弛痛，如有物在皮中状也。剧则内伤于脾，而不能食；外伤肌肉，而身体疼重。若烦躁小便不利，则水气无从出，蕴蓄肌中，必为黄汗。

桂枝加黄芪汤方

于桂枝汤方中，加黄芪二两，余如桂枝法取微汗。

风能胜湿，桂枝、生姜以散水邪。土能胜水，甘草、大枣以益脾土。酸以收之，甘以缓之，黄芪、芍药之甘酸，以收敛其荣卫，温覆取微汗而解也。

师曰：寸口脉迟而涩，迟则为寒，涩为血不足。趺阳脉微而迟，微则为气，迟则为寒。寒气不足，则手足逆冷；手足逆冷，则荣卫不利；荣卫不利，则腹满肠鸣相逐；气转膀胱，荣卫俱劳；阳气不通即身冷，阴气不通即骨疼；阳气前通则恶寒，阴气前通则痹不仁；阴阳相得，其气乃行，大气②一转，其气乃散；实则失气，虚则遗溺，名曰气分。

脉迟为寒，涩为无血，微为无气。寸口、趺阳得此脉者，荣卫气血俱虚，为水寒之气所客也。夫荣卫气血之在于身，与天同度，与地合纪。今正气虚而寒气胜，则大气失其常度，不能以温四肢，亦不能以行荣卫。则荣卫之气与水寒搏于肠间，而为腹满肠鸣相逐，气转膀胱，知荣卫俱劳也。身冷者，阳不能以卫外；骨疼者，阳不能以温内，唯其内外之阳已虚，纵卫气前通于表而

---

① 槁：通"槁"。干枯。《说苑·建本》："弃其本者，荣其稿矣。"
② 大气：指宗气。

犹恶寒，荣气前通于表而犹痹不仁者，此皆阴阳乖舛，致荣卫失其衡铨①，必待阴阳相得，则荣卫之气斯行，腹中之大气斯转，而腹满肠鸣相逐之气自散矣。气散必从前后而去，是邪气实则失气于后，正气虚则遗溺于前也。此章以明水在气分之大义，以气行则水寒之气亦行，非下章结于心下为盘、为杯也。

气分，心下坚，大如盘，边如旋杯②，水饮所作，桂枝去芍药加麻黄附子细辛汤主之。

心下者，上焦之阳分也，故为气分。如盆、如杯，皆水气凝坚不散，故用辛甘大热之剂，以散寒去水。

桂枝去芍药加麻黄附子细辛汤方

桂枝三两　生姜三两　甘草二两　大枣十二枚　麻黄　细辛各一两　附子一枚，炮

上七味，以水七升，煮麻黄，去上沫，内诸药，煮取二升。分温三服。当汗出，如虫行皮中，即愈。

心下坚，大如盘，边如旋盘，水饮所作。枳实白术汤主之。

枳实白术汤方

枳实七枚　白术二两

上二味，以水五升，煮取三升。分温三服。腹中软，即当散也。

上章如盘而复如杯，是水凝坚之状。此证如盘而不如杯，是水饮散漫之状也，以其散漫于心下如盘，不必辛热之剂以发之，但用枳、术以散之，得腹中软，而水自消矣。

---

① 衡铨：本指衡量轻重的器具，此谓平衡。衡，秤杆，秤；铨，衡量轻重的器具。

② 旋杯：指心下坚大如盘子的形状，按之虽坚而内如无物。

黄疸病脉证并治第十五

寸口脉浮而缓，浮则为风，缓则为痹。痹非中风。四肢苦烦，脾色必黄，瘀热以行。

趺阳脉紧而数，数则为热，热则消谷，紧则为寒，食即为满。尺脉浮则伤肾，趺阳脉紧则伤脾。风寒相搏，食谷即眩，谷气不消，胃中苦浊，浊气下流，小便不通，阴被其寒，热流膀胱，身体尽黄，名曰谷疸。

额上黑，微汗出，手足中热，薄暮即发，膀胱急，小便自利，名曰女劳疸。腹如水状不治。

心中懊憹而热，不能食，时欲吐，名曰酒疸。

脉得浮缓者，必发黄，故伤寒脉浮而缓者系在太阴，太阴者，必发身黄。今浮为风，缓为痹，非外证之中风，乃风热蓄于脾土，脾主四肢，故四肢苦烦，瘀热行于外，则发黄也。趺阳，胃脉也。数为热，紧为寒，此胃中阴阳不分，清浊相干，寒热混杂，虽消谷不能传导，故食即满也。尺脉以候肾，浮为风则伤肾。趺阳以候胃，紧则寒，不伤胃而伤于脾。风寒相搏，邪不消谷，得谷气则熏蒸头目，故作眩也。谷不消则胃中之浊气下流，而小便又不通利。正以肾为胃关，脾寒被于少阴，则不能行宣泄之令。胃热流于膀胱，则热瘀蓄而不行，一身尽黄，因作谷疸也。肾色黑，与膀胱为表里。膀胱之脉上额，肾虚则黑色见于额也。微汗出，小便利，不应作疸，以薄暮属阴，手足中热为阴虚。太阳为诸阳主气，膀胱急为阳虚。肾中真阴真阳俱虚，必从劳伤而得，故曰"女劳疸"。腹如水状者，土败也，故不治。酒性湿热，留于膈间则懊憹而热，懊憹则使人吐，吐则不能食，如是则湿留于中，而黄色发于外，因作酒疸也。

阳明病，脉迟者，食难用饱，饱则发烦头眩，小便必难，此欲作谷疸。虽下之，腹满如故，所以然者，脉迟故也。

脉迟为寒，寒不杀谷，故食难用饱，饱则谷气不消，胃中苦浊，浊气蕴蓄则发烦，熏蒸则作眩也。小便难者，以脉迟则无阳以施化，浊气但留于胃而不宣，是以欲作谷疸，下之徒虚其胃，而腹满如故也，所以然者，以脉迟为寒之故。

夫病酒黄疸，必小便不利，其候心中热，足下热，是其证也。

夫小便利则湿热行，不利则热留于胃，胃脉贯膈下足跗，上熏胃脘则心中热，下注足跗则足下热也。

酒黄疸者，或无热，谵言，小腹满，欲吐，鼻燥，其脉浮者，先吐之，沉弦者先下之。

此承上文而言。酒疸由于湿热，今无心中热、足下热之证，但谵言、少腹满者，以酒性本热，故发谵言；其质则水，水不行而积于下焦，故小腹满也。欲吐，鼻燥脉浮者，此湿热干于上焦，当吐之以越其邪；若脉沉弦者，则饮客于下焦，当下之以去其小腹满也。

酒疸，心中热，欲吐者，吐之愈。

前证热深则懊憹欲吐，今热微则心中热亦欲吐，病属上焦，故一吐之可愈。

酒疸下之，久久为黑疸，目青面黑，心中如啖蒜齑状①，大便正黑，皮肤抓之不仁，其脉浮弱，虽黑微黄，故知之。

前证以小腹满，而脉沉弦者，当下；或懊憹而热痛者，当下。如心热欲吐者，懊憹欲吐者，皆属上焦，不可下也。而反

① 啖蒜齑（jī 机）状：形容胃中灼热不舒。啖，吃。蒜齑，切碎的蒜。

下之，伤其阴而损其胃，则肾气乘土，久久则变黑疸矣。肝主血，开窍于目，下之阴血伤则目青。胃属土，面主阳明，下之胃气损则面黑，是以大便亦正黑也。表中之阳，乘下后之虚而客于心下，致胸中有如啖蒜齑之状。阳既内陷，则无阳以卫其表，致皮肤抓之有不仁，其脉亦浮弱也。虽成黑疸，而色有微黄，水土相乘，色暗不明也。按：畜血证亦便黑发黄。

师曰：病黄疸，发热烦喘，胸满口燥者，以病发时，火劫其汗①，两热相得②。然黄家所得，从湿得之。一身尽发热而黄，肚热，热在里，当下之。

湿淫于内，则烦喘胸满，热淫于内，则发热口燥。复以火迫劫其汗，反致两热相搏，殊不知黄家之病，必得之湿热瘀于脾土，故一身尽发热而黄，正以明火劫之误也。若肚有热，则热在腹，可下之以去其湿热。

脉沉，渴欲饮水，小便不利者，皆发黄。

湿胜则脉沉，热胜则欲饮水，小便利则湿热去，不利则湿热无从出，皆令发黄也。

腹满，舌痿黄，躁不得睡，属黄家。

舌痿，当是身痿，以阳明胃土主身之肌肉，故有腹满痿黄之证。《内经》曰："胃不和则卧不安"。故令躁不得睡。

黄疸之病，当以十八日为期，治之十日以上瘥，反剧者为难治。

脾恶湿，黄疸之病，多从湿伤于脾。夫脾不主时，寄旺于四季各十八日。期之十八日者，尽向旺之日也。治之十日以上瘥者，不逾十八日之外也。然疸有女劳、酒、谷、湿、热之别，

① 火劫其汗：指用艾灸、温针或熏法等火攻之法，强迫出汗。
② 两热所得：谓火与热相互搏结。

而黄色则总统于脾，故治法亦有汗、吐、下之异，尽十八日而按法治之，若反增剧者，是为难治。

疸而渴者，其疸难治，疸而不渴者，其疸可治。发于阴部①，其人必呕；发于阳部②，其人振寒而发热也。

黄家以湿热相搏，有口燥鼻燥，而未至于渴，渴则津液内消，邪气独胜，不渴则津液未竭，正气未衰，治之所以分难易也。阴主里，湿胜于里则呕，阳主表，湿干于表，则振寒而发热也，此条辨疸之轻重表里。

谷疸之为病，寒热不食，食即头眩，心胸不安，久久发黄为谷疸。茵陈蒿汤主之。

湿热与宿谷相搏，留于胃中，因作谷疸，使人发寒热而不食。夫食入于阴，长气于阳，虽食之则清阳先走上窍，故头眩也。心胸不安，以谷气不消，胃中苦浊也，与茵陈汤以推陈导热。

茵陈蒿汤方

茵陈蒿六两　栀子十四枚　大黄二两

上三味，以水一斗，先煮茵陈，减六升，内二味，煮取三升，去滓。分温三服。小便当利，尿如皂角汁状，色正赤，一宿腹减，黄从小便去也。

茵、栀以导之，则湿热行矣；大黄以下之，则宿谷去矣，苦以泄之之剂也。

黄疸日晡所发热，而反恶寒，此为女劳得之。膀胱急，少腹满，身尽黄，额上黑，足下热，因作黑疸，其腹胀如水状，

---

① 阴部：指脏腑之里。
② 阳部：指躯体外表。

大便必黑，时溏，此女劳之病，非水也。腹满者难治，硝石矾石散主之。

黄家日晡发热，热在阳明胃经，不应恶寒，今发热而反恶寒者，以阳明之脉，与冲脉会于气街，阳明为水谷之海，荣卫由此而化生，冲为血之海，经络由此而灌渗。劳则冲脉伤而阳明脉损，故日晡所发热，而反恶寒，知为女劳疸也。二经既伤，则膀胱、肾经俱病，故有膀胱急，少腹满也。肾色黑，而脉起于足心，故有额上黑，足下热之证也，以其身黄而额黑，故名曰黑疸。其腹胀如水状者，皆从膀胱急，小腹满，而渐及于腹，是肾邪乘脾，大便亦为之黑，脾不治，则便黑而溏。以上诸证皆女劳之病，虽似水证，而实非水也。腹满者难治，正以申腹胀如水，肾反乘脾之义，与硝石矾石散以泄满除热。

硝石矾石散方

硝石　矾石烧，等分

上二味，为散。以大麦粥汁，和服方寸匕，日三服。病随大小便去，小便正黄，大便正黑，是候也。

《内经》曰："中满者，泄之于内"。润下作咸，硝石之苦咸，矾石之酸咸，皆所以泄中满而润下，使其小便黄而大便黑也。然硝石主胃胀闭涤蓄结，矾石主热在骨髓，而经言："劳者温之"，是方得无太峻欤？然所服者方寸匕耳，和以大麦粥汁，正所以宽胃而益脾也。

酒黄疸，心中懊侬或热痛，栀子大黄汤主之。

栀子大黄汤方

栀子十四枚　大黄一两　枳实五枚　豉一升

上四味，以水六升，煮取三升。分温三服。

夫酒有质有气，其气则热，其质则饮，热蒸则为懊侬，饮留则为热痛。栀子豉汤者，涌泄剂也，无形之热，得栀子、豆豉可越之；有形之痛，得大黄、枳实可竭之，上下分消以去其邪也。

诸病黄家，但利其小便。假令脉浮者，当以汗解之，宜桂枝加黄芪汤主之。方见水气病中。

邪在里，则利小便；邪在表，则发汗。浮，表脉也。经曰："风令脉浮"。必风湿搏于皮肤而作疸，故以桂枝、生姜以发表除风，甘草、大枣以益脾胜湿，芍药以收其荣，黄芪以敛其卫，则在表之邪自不能容，当从微汗而散也。

诸黄，猪膏发煎主之。

扁鹊有《疗黄经》①，《明堂》② 有"烙三十六黄法"，皆后人所未见，唯《圣济总录》载三十六黄，方论详明，治法始备。今猪膏发煎能治诸黄，当是黄之轻者，可从小便而去。至若阴黄、急黄、女劳之属，岂猪膏发煎所能治乎？医者审之。

猪膏发煎方

猪膏半斤　乱发如鸡子大三枚

上二味，和膏中煎之，发消药成，分再服，病从小便出。

乱发利水，猪膏滑窍，服之，黄从小便去也。

黄疸病，茵陈五苓散主之。

茵陈五苓散方

茵陈蒿末，十分　五苓散五分。方见痰饮中。

上二味和，先食饮方寸匕，日三服。

苦咸者下泄，茵陈味苦，用以除黄去湿。泽泻味咸，用以

---

① 疗黄经：古代医书名。相传为扁鹊所作，已佚失。
② 明堂：古代医书名。即唐代官修《明堂针灸图》，已佚失。

导邪泄热。甘淡者渗泄。猪苓味淡，茯苓味甘，用以渗湿泄热。水以益脾，桂以宣导，六味相合以疗黄疸。

黄疸腹满，小便不利而赤，自汗出，此为表和里实，当下之，宜大黄硝石汤。

腹满小便不利为里实，自汗出，为表和。经曰：表和里实，下之则愈。

大黄硝石汤方

大黄　黄蘗　硝石各四两　栀子十五枚

上四味，以水六升，煮取二升，去滓，内消，更煮取一升。顿服。

大黄、硝石，推陈以下腹满，栀子、黄蘗，泄热以利小便，四味为下黄疸之重剂。

黄疸病，小便色不变，欲自利，腹满而喘，不可除热，除必哕。哕者，小半夏汤主之。方见痰饮中。

上证小便不利而赤，今小便色不变，欲自利，乃虚热作疸。明与上证，实热殊也。虽腹满而喘，不可下，若下之以除热，热除必损胃中之阳，其人必哕也。小半夏汤三味，所以温胃止哕。

诸黄，腹痛而呕者，宜柴胡汤。

经曰："呕而腹满，视其前后，知何部不利，利之则愈。"今黄家腹痛而呕，应内有实邪，当是大柴胡以下之。若小柴胡则可止呕，未可疗腹痛也。明者详之。

男子黄，小便自利，当与虚劳小建中汤。

夫黄家得之，湿郁于内，小便不利而发黄，今小便自利，则非湿热也。以劳则气伤，气伤则仓禀失职。而黄色见于肌肉，小建中者，建其脾也。《内经》曰："劳者温之，损者益之"。

故温以桂枝、生姜，益以胶、饴、大枣，使芍药以收阴血而益脾阴，佐甘草以和诸药而缓肌肉，此建中之大略也。方义详虚劳。

惊悸吐衄下血胸满瘀血病脉证治第十六

寸口脉动而弱，动即为惊，弱则为悸。

动乃数脉见于关上，上下无头尾，如豆大，厥厥动摇者，名曰动，乃阴阳相搏，当以见于关为是，不应见于寸口也。惊者，为物卒动，邪从外来，有动于心，故脉为之动摇。悸者，为心跳动，病从内生，有怯于心，故脉为之弱也。

师曰：夫脉浮，目睛晕黄①，衄未止。晕黄去，目睛慧了②，知衄今止。

脉浮为阳盛，阳盛则迫血妄行，而血不营于目，故目睛晕黄，知其衄未止也。晕黄去，目睛慧了，则目得血营而不衄，故曰知衄今止。

又曰：从春至夏衄者太阳，从秋至冬衄者阳明。

《灵枢经》曰："手太阳……上䪼抵鼻"③"足太阳之别，名曰飞阳"。虚则鼻衄，正经生病亦鼻衄。手阳明之脉挟鼻孔，足阳明之脉起于鼻，而循鼻外，所生病皆鼻衄，故以太阳、阳明二经主之。《内经》曰："太阳为开，阳明为合"。春夏有开之义，而衄者属太阳；秋冬有合之义，而衄者属阳明。

---

① 晕黄：谓自觉视物昏黄。
② 慧了：谓自觉视物明晰清楚。
③ 手太阳……上䪼（zhuō 卓）抵鼻：见《灵枢·经脉》。原文为："小肠手太阳之脉……别颊上䪼，抵鼻，至目内眦，斜络于颧。"䪼，人体部位名，指眼眶下面的骨，相当于解剖学上的上颌骨与颧骨构成眼眶的下侧部分。

衄家不可汗，汗出必额上陷，脉紧急，直视不能眴[1]，不得眠。

《灵枢经》曰："夺血者无汗"。衄家本为失血，若汗之则诸阳脉虚。荣血失守，则额上陷而脉紧急。夫目得血而能视，衄而发汗，损其阳而伤其阴，则血气不营于目，故直视不得眴，唯其目不得眴，故亦不得眠。

病人面无血色，无寒热。脉沉弦者，衄；脉浮弱，手按之绝者，下血；烦咳者，必吐血。

《灵枢经》曰："血脱者……夭然不泽"。《上经》曰："男子面色薄者，主渴及亡血"。今病人面无血色，脱血之象也。《上经》曰："男子脉虚沉弦无寒热，时目瞑，兼衄"。今无寒热而脉弦衄者，则与上证不殊，为劳证也。若脉浮弱，手按之绝者，有阳无阴也，故知下血。烦咳者，病属上焦也，故知吐血。

夫吐血，咳逆上气，其脉数而有热，不得卧者，死。

《内经》曰："呕血胸满引背，脉小而疾者逆也。"夫吐血咳逆上气，则肺脏伤矣。脉数则虚热不去，火刑金矣。《内经》曰："人卧则血归于肝"。今血不归肝，气留于阳而不入于阴，阴血消亡，故不得卧，死可必矣。

夫酒客咳者，必致吐血，此因极饮过度所致也。

《内经》曰："因而大饮，则气逆"。气逆则咳，咳则伤肺，肺伤必致吐血。夫酒性大热，溃脉伤经，过之则有如上诸证。

寸口脉弦而大，弦则为减，大则为芤，减则为寒，芤则为虚，寒虚相执，此名曰革，妇人则半产漏下，男子则亡血。

---

① 眴（shùn瞬）：指眼球转动。

注见虚劳。

亡血不可发其表，汗出则寒栗而振。

亡血既已伤阴，汗之又伤其阳，阳不卫外，故作寒栗而振。

病人胸满，唇痿舌青，口燥，但欲漱水不欲咽，无寒热，脉微大来迟，腹不满，其人言我满，为有瘀血。

瘀血留于心肺间，则胸满，唇痿未详所以。心主血，开窍于舌，血瘀则舌亦为之改色也。口虽燥，以胸满故不欲咽，但欲漱口也。口燥非热，不欲咽，非寒，无上热下寒、偏热偏寒之余证，故曰无寒热也。脉大为虚，迟为有瘀血，瘀于内而不形于外，人见其腹似不满，其人则苦满，此为有瘀血无疑矣。

病者如热状，烦满，口干燥而渴，其脉反无热，此为阴伏①，是瘀血也，当下之。

烦满者，以有血瘀于胃中，胃有留滞，则不能游溢精气而作津液，故口燥而渴，是以如热状，而脉则无热也。阴为血，伏为瘀，即瘀血之义。

火邪者，桂枝去芍药加蜀漆牡蛎龙骨救逆汤主之。

此章当在第八篇中，简脱在此。

桂枝救逆汤方

桂枝三两，去皮　甘草二两，炙　生姜三两　牡蛎五两，熬　龙骨四两　大枣十二枚　蜀漆三两，洗去腥

上为末，以水一斗三升，先煮蜀漆，减二升，内诸药，煮取三升，去滓。温服一升。

心下悸者，半夏麻黄丸主之。

半夏麻黄丸方

半夏　麻黄等分

① 阴伏：热伏于阴分称阴伏，此指瘀血而言。

上二味，末之，炼蜜和丸，如小豆大。饮服三丸，日三服。

经曰："水停心下，甚者则悸"。半夏所以去水，麻黄所以胜湿。

吐血不止者，柏叶汤主之。

柏叶汤方

柏叶　干姜各三两　艾三把

上三味，以水五升，取马通汁一升，合煮取一升。分温再服。

中焦受气取汁，变化而赤是谓血。血者，内溉脏腑，外行肌肤，周流一身，如源泉之混混。得热则迫血妄行而作吐衄，即后泻心汤之证是也；得寒则不与气俱行，渗于胃中而作吐，故有随渗随出，而令不止。《内经》曰：太阳司天，寒淫所胜，血变于中，民病呕血。① 又曰：太阳在泉，寒淫所胜，民病见血，② 则寒亦令吐血也。柏叶汤者，皆辛温之剂，《神农经》曰：柏叶主吐血，干姜止唾血，艾叶止吐血。③ 马通者，白马屎也。凡屎必达洞肠乃出，故曰通，亦微温止吐血。四味皆辛温行阳之品，使血归经，遵行隧道，而血自止。

下血，先便后血，此远血也，黄土汤主之。下血，先血后便，此近血也，赤豆当归散主之。方见狐惑。

先便后血，以当便之时，血亦随便而下行。《内经》曰："结阴者，便血一升，再结二升，三结三升"。以阴气内结，不

---

① 太阳司天……民病呕血：见《素问·至真要大论》。原文为："太阳司天，寒淫所胜，则寒气反至，水且冰，血变于中，发为痈疡。民病厥心痛，呕血，血泄，鼽衄，善悲，时眩仆。"

② 太阳在泉……民病见血：见《素问·至真要大论》。原文为："岁太阳在泉，寒淫所胜，则凝肃惨栗。民病少腹控睾引腰脊，上冲心痛，血见嗌痛，颔肿。"

③ 柏叶主吐血……艾叶止吐血：《神农本草经》今通行本无此句。

得外行，血无所禀，渗入肠间，故《上经》曰："小肠有寒者，其人下重便血"。夫肠有夹层，其中脂膜联络，当其和平，则行气血，及其节养失宜，则血从夹层渗入肠中，非从肠外而渗入肠中也。渗而即下则色鲜，渗而留结则色黯。《内经》曰："阴脉不和，则血留之"。用黄土、附子之气厚者，血得温即循经而行也，结阴之属，宜于温补者如此。若先血后便，而用赤小豆当归散者，此《内经》所谓："饮食不节，起居不时，则阴受之"。阴受之则入五脏，为肠澼下血之属，故用当归以和血脉，赤小豆以清脏毒，与黄土汤不殊也。《梅师方》①云："热毒下血，或食热物发动，以赤小豆为末，水调服。"则知此方治脏毒下血，黄土汤治结阴下血，有霄壤之分也。

黄土汤方

甘草　干地黄　白术　附子炮　阿胶　黄芩各三两　灶中黄土半斤

上七味，以水八升，煮取三升。分温三服。

灶中黄土，得火气则性温，用以止血为君。附子辛热，主血瘕为臣，下多者亡阴。地黄、阿胶益阴血以为佐，苦以坚之，甘以缓之。黄芪之苦以坚下焦，甘草、白术之甘以缓肠胃，为使，共为治结阴之良剂。

心气不足，吐血，衄血，泻心汤主之。

泻心汤方

大黄二两　黄连　黄芩各一两

上三味，以水三升，煮取一升。顿服之。

心主血，心气不足，而邪热乘之，则迫血妄行，故有吐衄

---

① 梅师方：书名。隋代僧医梅师撰。原书已佚失，其内容于《证类本草》《伤科汇纂》等可见。

之患。夫炎上作苦，故《内经》曰："苦先入心"。三黄之苦，以泄心之邪热。

论曰：心气不足则当补，此童稚所知也，而反泻以芩、连、大黄，是益其虚也，何谓？盖古人之法，阴虚则泻其阳，阳虚则泻其阴。今心气不足，是荣卫之气有余也，故大泻其气以平之。《十四难》曰："损其心者，调其荣卫"。《内经》曰："调其气使其平也"。今心气不足乃泻其余者，则脏气和平，诸疾不作矣。故曰："圣人治未病，不治已病"。若心气不足，而遂补心气，是治其已病也，何名为"未病"哉？

卷　下

呕吐哕下利病脉证治第十七

夫呕家有痈脓，不可治呕，脓尽自愈。

《内经》曰："热聚于胃口而不行，故胃脘为痈也。"夫痈溃则为脓，脓出必令呕，故不必治其呕，脓尽则呕自止也。

先呕却渴者，此为欲解。先渴却呕者，为水停心下，此属饮家。

先呕却渴者，为呕后而胃无津液，得水和之即愈。先渴却呕者，本渴而饮水，水停胃中作呕也，故属水饮。

呕家本渴，今反不渴者，以心下有支饮故也，此属支饮。

呕家本亡津液，故渴，今呕而不渴，必水饮作呕也，故属支饮。

问曰：病人脉数，数为热，当消谷饮食，而反吐者，何也？师曰：以发其汗，令阳气微，膈气①虚，脉乃数，数为客热②，不能消谷，胃中虚冷故也。

经曰："邪热不杀谷"。实热则消谷善饥。今病人脉虽数，以发汗则表中之阳微，膈中之气损，是数为客热，不能消谷而反吐也。经曰：数为虚，数为寒。胃中阳微而成虚冷，是以不纳谷也。

脉弦者，虚也，胃气无余，朝食暮吐，变为胃反。寒在于上，医反下之，今脉反弦，故名曰虚。

弦为减，阴脉也，阳虚而阴胜，胃中真阳已亏，不能消磨

---

① 膈气：指胸中宗气。
② 客热：指虚热或假热。

水谷，是以朝食而暮吐，变为胃反。此证乃寒在于上，法当温之。反下之，复损胃中之阳，阴寒独胜，故脉弦也。

寸口脉微而数，微则无气，无气则荣虚，荣虚则血不足，血不足则胸中冷。

经曰："寸口诸微亡阳"。微而数，虚脉也，此宗气衰微，荣卫并损，大气不能搏于胸膈，故令病者胸冷，欲作吐证。

趺阳脉浮而涩，浮则为虚，涩则伤脾，脾伤则不磨，朝食暮吐，暮食朝吐，宿谷不化，名曰胃反。脉紧而涩，其病难治。

经曰："趺阳脉浮而涩，知脾气不足，胃气虚也。"夫浮为虚，涩为血不足，趺阳得之，必知脾气不治。华佗曰："脾主消磨水谷，闻声则动，动则磨胃而主运化。"今胃能纳而脾不能磨，则胃中之谷必不能消，是以朝食而暮吐，暮食而朝吐，为胃反之证也。脉紧而涩，胃已无阳，脾为死阴，故云难治。

病人欲吐者，不可下之。

欲吐，病属上焦也，故不可下。按"欲"字，作吐而未吐之义，当是寒在上焦，使人温温欲吐也。

哕而腹满，视其前后①，知何部不利，利之即愈。

哕而腹满，必有水谷停留于肠胃而不去，或小便不利，或大便不行，视其前后以利之，则病寻愈。

呕而胸满者，茱萸汤主之。

茱萸汤方

吴茱萸一升　人参三两　生姜六两　大枣十二枚

上四味，以水五升，煮取三升。温服七合，日三服。

寒在上则胸满，茱萸、生姜以散胸满；呕多者则伤胃，人

---

① 前后：指大便、小便。

参、大枣以补脾胃。

干呕，吐涎沫，头痛者，茱萸汤主之。

脾主涎，脾寒不能摄涎，故呕吐涎沫也。头痛者，气逆于上也，用茱萸汤以温脾止呕。

呕而肠鸣，心下痞者，半夏泻心汤主之。

半夏泻心汤方

半夏半升，洗　黄芩　干姜　人参各三两　黄连一两　大枣十二枚　甘草三两

上七味，以水一斗，煮取六升，去滓再煮，取三升。温服一升，日三服。

呕而肠鸣，心下痞者，此邪热乘虚而客于心下，故用黄芩、黄连以泄心热除痞，半夏、干姜以散逆止呕。《内经》曰："脾胃虚则肠鸣"①；又曰："气不足，肠为之苦鸣"。人参、大枣、甘草，用以补中而和肠胃。

干呕而利者，黄芩加半夏生姜汤主之。

黄芩加半夏生姜汤方

黄芩三两　甘草二两，炙　芍药二两　半夏半升　生姜三两　大枣二十枚

上六味，以水一斗，煮取三升，去滓。温服一升，日再，夜一服。

干呕者，无物呕出也。中焦不和，则气逆于上而作呕，迫于下而为利，故用半夏、生姜入上焦以止呕，甘草、大枣入中焦以和脾，黄芩、芍药入下焦以止利。如是则正气安而邪气去，三焦和而呕利止。

---

① 脾胃虚则肠鸣：《内经》今通行本无此句。

诸呕吐，谷不得下者，小半夏汤主之。

方义见痰饮中。

呕吐而病在膈上，后思水者，解，急与之。思水者，猪苓散主之。

上章言先呕却渴，此为欲解。今呕吐而病在膈上，后思水者解，亦与上证不殊，故急与之以和胃。然思水之人，又有得水而贪饮，则胃中热少，不能消水，更与人作病，故思水者用猪苓以散水饮。

猪苓散方

猪苓　茯苓　白术等分

上三味，杵为散。饮服方寸匕，日三服。

二苓以利水饮，白术以止呕吐。

呕而脉弱，小便复利，身有微热，见厥者，难治，四逆汤主之。

寒在上则呕，寒在下不能制水，则小便通利。脉弱者，阳微也。阳微则不能卫外，其身但有微热而已，热既已微，而又手足厥冷，则诸阳之本已绝，故云难治。

四逆汤方

附子一枚，生用　干姜一两半　甘草二两，炙

上三味，以水三升，煮取一升二合，去滓。分温再服。强人可大附子一枚，干姜三两。

《神农经》曰："疗寒者以热药"。《内经》曰："寒淫于内，治以甘热"。四逆汤者，辛甘大热之剂也，故用附子以回阳散厥，干姜以去寒止呕，甘草以调和血脉。

呕而发热者，小柴胡汤主之。

经曰："呕而发热者，柴胡汤证具。"夫呕家未有发热者，以发热属半表半里，故与小柴胡汤以和之。

小柴胡汤方

柴胡半斤　黄芩三两　人参三两　甘草三两　半夏半升　生姜三两　大枣十二枚

上七味，以水一斗二升，煮取六升，去滓，再煎取三升。温服一升，日三服。

此邪气逆于表而作呕，如桂枝汤鼻鸣干呕相类，故以小柴胡汤解表，邪热去而呕亦止。

胃反呕吐者，大半夏汤主之。

大半夏汤方

半夏二升，洗完用　人参三两　白蜜一升

上三味，以水一斗二升，和蜜扬之二百四十遍，煮取二升半，温服一升，余分再服。

夫脾伤则不磨，朝食暮吐，暮食朝吐，变为胃反，故《灵枢经》曰：太阴为开，开折，则仓廪无所输，膈洞。①《内经》曰："洞者食不化，下嗌还出"。大半夏汤者，补脾止呕药也，虚者补以人参之甘，呕者散以半夏之辛。水性本寒而体重，扬之则甘而轻，同白蜜之润剂，使其透膈而达脾，则仓廪之官，得输运之职，而无反胃之患矣。

食已即吐者，大黄甘草汤主之。

大黄甘草汤方

大黄四两　甘草一两

上二味，以水三升，煮取一升。分温再服。

---

① 太阴为开……膈洞：见《灵枢·根结》。原文为："太阴为合，少阳为枢。故开折，则仓廪无所输，膈洞。"指足太阴经开的功能受损，导致脾失运化，不能传输水谷精气，在上会表现为痞塞不通的膈塞，在下就会出现直泻无度的洞泻。膈，膈塞不通；洞，下泻无度。

《内经》曰："诸逆冲上，皆属于火。"食已即吐，必胃热上逆，而不能容食，与反胃寒呕水饮不同，故用是汤以平胃热。《内经》曰："阳蓄积病菀，而阳气当隔，隔者当泻。"大黄之苦以泻之，苦走下脘而不留；用甘草之甘以缓之，所谓高者抑之，病在上取之下也。

王宇泰[①]曰：病人欲吐者不可下之，又用大黄、甘草，治食已即吐，何也？曰：欲吐者其病在上，因而越之可也，而逆之使人下，则必抑塞愦乱而益以甚，故禁之。若既已吐矣，吐而不已，有升无降，则当逆而折之，引令下行，无速于大黄，故不禁也。

胃反，吐而渴欲饮者，茯苓泽泻汤主之。

反胃，则胃中津液干，故渴欲引饮，以胃弱不能消水，则水饮易停，用茯苓泽泻汤以散水饮。

茯苓泽泻汤方

茯苓半斤　泽泻四两　甘草二两　桂枝二两　白术三两　生姜四两

上六味，以水一斗，煮取三升，内泽泻再煮取二升半。温服八合，日三服。

此方乃五苓散去猪苓，加甘草、生姜。以猪苓过于利水故去之；甘草、生姜长于和胃止吐，故加之；茯苓、白术、泽泻、桂枝相须宣导，补脾而利水饮。

吐后，渴欲得水而贪饮者，文蛤汤主之。兼主微风，脉紧，头痛。

此证贪饮，与上证欲饮水、猪苓散之思水不同。夫贪饮者，饮水必多，多则淫溢上焦，必有溢饮之患，故用此汤以散水饮。

---

① 王宇泰：王肯堂之字。明代医家，号损庵。撰《证治准绳》等书。

方中皆辛甘发散之药，故亦主微风、脉紧、头痛。

文蛤汤方

文蛤五两　麻黄　甘草　生姜各三两　石膏五两　杏仁五十个
大枣十二枚

上七味，以水六升，煮取二升。温服一升，汗出即愈。

此大青龙汤去桂枝加文蛤。水停于里，文蛤之咸寒可以利水
而消饮；水溢于外，青龙之辛热可以胜湿而解表。此汤与茯苓泽
泻汤、猪苓散皆预防水饮之剂。

干呕，吐逆，吐涎沫，半夏干姜散主之。

半夏干姜散方

半夏　干姜等分

上二味，杵为散。取方寸匕，浆水一升半，煎取七合，顿服之。

脾寒则涎不摄，胃寒则气上逆，故干呕、吐涎沫也。半夏
之辛以散逆，干姜之热以温脾。煎以浆水者，籍①其酸温，以
通关利膈也。此证与茱萸汤迥别，以不头痛也。

病人胸中似喘不喘，似呕不呕，似哕不哕，彻心中愦愦然
无奈②者，生姜半夏汤主之。

生姜半夏汤方

半夏半斤　生姜汁一升

上二味，以水三升，煮半夏取二升，内生姜汁煮取一升半。
小冷，分四服，日三夜一服。止，停后服。

胸中似喘不喘，似呕不呕，似哕不哕，必有寒邪上逆于胸
膈，故使人烦愦不宁，无可奈何之状，用半夏之辛以散之，姜

---

①　籍：通"藉"。凭借。《韩非子·五蠹》："其学者称先王之道以籍仁义。"
②　愦愦然无奈：形容烦闷懊恼，使人无可奈何之状，为饮邪与寒邪博
结所致。

汁之辛以润之。《内经》曰：若调寒热之逆，冷热必行，则热物冷服，下嗌之后，冷体既消，热性便发。由是病气随愈，呕哕皆除，情且不违而致大益，故令小冷服，则愦愦然无奈之邪，得之而自散。或曰：上证半夏干姜汤，似与此方不殊，而证治顿异，何耶？盖干姜佐半夏以温脾胃，故令顿服留于胃中，今生姜佐半夏以除烦逆，故分四服，令散胸膈，方法宁有越制者哉？

干呕，哕，若手足厥者，橘皮汤主之。

橘皮汤方

橘皮四两　生姜半升

上二味，以水七升，煮取三升。温服一升，下咽即愈。

干呕、哕，则气逆于胸膈间，而不行于四末，故手足为之厥。橘皮能降逆气，生姜为呕家圣药，小剂以和之也。然干呕非反胃，厥非无阳，故下咽气行即愈。

哕逆者，橘皮竹茹汤主之。

橘皮竹茹汤方

橘皮三斤　竹茹二升　大枣三十枚　生姜半斤　甘草五两　人参一两

上六味，以水一斗，煮取三升。温服一升，日三服。

《内经》曰："胃为气逆为哕"。上证但干哕而未至于逆，今哕逆者，即《内经》所谓"诸逆冲上，皆属于火"。胃虚而热乘之，作哕逆者欤？夫除胃热而专主呕哕，必以竹茹为君，橘皮下逆气为臣，生姜止呕逆为佐，人参、甘草、大枣用以缓逆为使。

夫六腑气绝[1]于外者，手足寒，上气脚缩；五脏气绝于内者，利不禁，下甚者，手足不仁。

---

[1]　气绝：即气衰的意思。

手足寒者，阳不行于四末也。上气者，宗气衰微也。平人宗气积于胸中，出于喉咙，以贯心脉而行呼吸。宗气衰，则奔促上气也。脚缩者，寒主收引，无阳以伸也，此六腑气绝于外者如此。下利不禁者，下焦不阖也，脾衰则四脏俱衰，故经曰："脾气孤弱，五液注下，下焦不阖，清便下重"，即不禁之谓也。下甚而至于手足不仁者，四体绝也，此五脏气绝于内者如此。

论曰：平人六腑气旺，合卫气以流行于一身，护皮毛，温手足。奚病焉，惟夫病久损深，六腑之气渐绝。或暴病虚脱，真阳已亡，则卫气无所禀受，而与之俱绝，手足之寒宜矣。阳气一乱，则气逆上而不平。无阳养筋，则脚挛缩而不伸，此证之极危，阳气已绝故也。

或又言：常见人有手足寒，气逆上，脚拘挛，治之得愈。毋亦腑气绝，而犹有可救者欤？曰：此非腑气绝也，证虽相似，而实殊者也。按《内经》有言："阳气衰于下者为寒厥，阴气衰于下者为热厥。"手足寒，乃厥证也。经言："不得卧而息有音者，阳明之脉逆也。"起居如故而息有音者，肺之络脉逆也，是上气逆也。又言："湿热不攘，大筋短，小筋弛长。短为拘，弛长为痿。"脚缩者，湿热病也。兹三者，皆非气绝也，乃暴病有余之证也，邪火阴寒之所为也。故观兹证者，当以脉辨之，阳绝之脉，必漫如滴水，浮如蛛丝，或散，或微，或绝，岂若三证有余之脉，神气犹存者乎？平人五脏气旺，荣气主维于其内，故血液充，阴精固，大便润，小便长。奚病焉，惟夫火邪燔炽，而五脏齐枯。五行相克，而亡传者死，此五脏之气绝也。五脏既绝，则荣卫无所管摄，而陷下不禁。在劳病则肠垢虚脱，在恶利则洞泄不收。血气虚陷，手足自尔不仁。此证之极危，阴气已绝故也。

或又言：曾见痢疾，每下百度，尽夜无休，完谷不化，下体麻木，治之可生，毋亦脏气绝而犹有可救者欤？曰：此非脏气绝也，证虽相似，而实殊者也。此人春夏受热，藏于脏腑，复出肠胃，火性暴烈，奔迫后重。河间所谓火性疾速，不容停留胃中者是也。其完谷不化，非胃气绝也，仲景所谓邪热不杀谷者是也。下体虽麻木，而犹未至于手足之不仁，不仁则并麻木而不知也。势虽急，而犹未至不禁，不禁则上无胀闷，中无痛楚，下无奔迫，但孔如竹筒，漫无约束，直流不休，诃子、粟谷，咸无功矣。虽有卢扁①，将安施乎？

以上二病，证虽相似，而虚实死生，诚为不同，辨之不可不精。

下利②，脉沉弦者，下重③；脉大者，为未止；脉微弱数者，为欲自止，虽发热不死。

沉弦者阴脉，阴胜则寒，寒则令人下重。《内经》曰："脉大则病进"，故为未止。微弱者，寒邪去数者，阳气复，是为欲止也。《内经》曰：肠澼便血，脉悬绝，身热者死。④ 今脉微弱而不悬绝，虽发热亦不死也。

下利手足厥冷，无脉者，灸之不温。若脉不还，反微喘者，死。少阴负跗阳⑤者为顺也。

下利一证，俱从伤寒治法，故寒证十居其八，必得身微热，

---

① 卢扁：扁鹊，因住卢地故称"卢扁"。
② 下利：此指痢疾。
③ 下重：指里急后重。
④ 肠澼便血……身热者死：见《素问·通评虚实论》。原文为："帝曰：肠澼便血何如？岐伯曰：热则死，寒则生。"
⑤ 少阴负跗阳：意谓少阴脉较跗阳脉弱小。少阴，指太溪脉，主候肾；跗阳，指冲阳脉，主候脾胃。

脉微数方愈。今下利而至于手足厥冷无脉，则独阴无阳，灸之以复其阳。而脉绝不来，反微喘者，则正气又脱于上，孤阳无根，故死。

少阴负趺阳者为顺也。

少阴胜趺阳，是水行乘土，名曰横。横者，横逆之义。若少阴负趺阳，则土能制水，邪不能乘所不胜，虽下利亦为顺也。

下利有微热而渴，脉弱者，今自愈。

下利大热而渴，则偏于阳；无热不渴，则偏于阴，皆不能愈。以微热而渴，知阴阳和，脉弱知邪气去，故即自愈。

下利脉数，有微热，汗出，今自愈；设脉紧，为未解。

寒则下利。脉数有微热，则里寒去。汗出则表气和，表里俱和，故今自愈。设复紧者，知寒邪尚在，是为未解也。

下利脉数而滑者，今自愈；设不差，必清①脓血，以有热故也。

脉数而渴，则寒邪去而利当止。经曰："若脉不解而下不止，必挟热而便脓血。"此有热陷于下焦，使②血流腐而为脓也。

下利脉反弦，发热身汗者，自愈。

脉弦为寒，发热则阳气复。汗出则寒邪去，故知自愈。

下利气③者，当利其小便。

下利气者，谓气陷于大肠，郁滞窘迫，久利则有之。但利小便以导气前行，则肠自宽而利自止。

下利，寸脉反浮数，尺中涩涩者，必清脓血。

寸脉浮数，为热有余。尺脉自涩，为血不足。以热有余，

---

① 清：同"圊"。原指厕所，此用作动词，指排便。
② 使：其下日抄本有"便"字，此处疑脱。
③ 下利气：指下利而又失气的证候，又称气利。

则挟热而便脓血。

下利清谷，不可攻其表，汗出必胀满。

寒不杀谷，寒胜则下利清谷也。若发其表，汗出则胃中之阳益虚，其寒益胜，故作胀满。

下利脉沉而迟，其人面少赤，身有微热，下利清谷者，必郁冒①，汗出而解，病人必微厥。所以然者，其面戴阳②，下虚故也。

脉沉迟者，寒胜于里；面少赤，身微热者，格阳于表。唯其里寒，则阳气不能温里，逼热外出而为戴阳，内则下利清谷也。郁冒则阳入于阴，阴出于阳，阴阳和而汗出解也。《经》曰："诸乘寒者则为厥，郁冒不仁。"今病人微厥，以郁冒之余，阳气未行于四末，面赤为戴阳，下利为下虚，故令微厥也。

下利后脉绝，手足厥冷，晬③时脉还④，手足温者生，脉不还者死。

脉绝者，正气随利而脱，手足亦厥冷也。周时脉当复，而手足当温，若脉不还，则生机已绝，故死。

下利腹胀满，身体疼痛者，先温其里，乃攻其表。温里宜四逆汤，攻表宜桂枝汤。四逆汤方见上。

下利腹胀满，为寒胜于里；身疼痛，为寒胜于表。表里有邪，故宜先温里以止利，后攻表以散邪。

桂枝汤方

桂枝三两，去皮　芍药三两　甘草三两，炙　生姜三两　大枣十

---

① 郁冒：头目昏晕。
② 戴阳：指面红如脂，虚阳外浮。
③ 晬（zuì 最）：一昼夜。
④ 脉还：指脉绝复续。

二枚

上五味呹咀，以水七升，微火煮取三升，去滓。适寒温服一升，服已须臾，啜稀粥一升，以助药力。温覆令一时许，遍身絷絷微似有汗宜佳，不可令如水淋漓。若一服汗出病差，停后服。

下利三部脉皆平，按之心下坚者，急下之，宜大承气汤。

下利，三部皆平，则里无偏寒偏热之邪，但心下坚而实未去，故急与大承气汤下其实。

下利脉迟而滑者，实也。利未欲止，急下之，宜大承气汤。

脉迟尚未可攻，迟而滑，滑则为实矣。虽利未止，亦急以大承气汤荡其实，而成通因通用之剂。

下利脉反滑者，当有所去，下乃愈，宜大承气汤。

经曰：滑为有宿食，故当下去之，而利自愈。

下利已差，至其年月日时复发者，以病不尽故也，当下之，宜大承气汤。

六淫之邪，皆令人病利，利止而邪未尽，留于肠胃中。至其年月日，则淫气触动内邪，其病复作，以脾主信故也。下之以去其不尽之病。

下利谵语者，有燥屎也，小承气汤下之。

实则谵语，有燥屎者，自可除下之，故用小承气汤以荡涤肠胃。

小承气汤方

大黄四两　厚朴三两，炙　枳实大者三枚，炙

上三味，以水四升，煮取一升二合，去滓。分温二服，得利即止。

下利便脓血者，桃花汤主之。

桃花汤方

赤石脂一斤，一半锉，一半筛水　干姜一两　粳米一升

上三味，以水七升，煮米令熟，去滓。温七合，内赤石脂末方寸匕，三服。若一服愈，余勿服。

夫挟热则纯便脓血，下利而便脓血，则非邪热可知，故用桃花汤以止之。重能走下焦，涩能止寒滑。赤石脂沉涩甘温药也。干姜用以散里寒，粳米用以和肠胃，涩以去脱之剂也。中病即止，故一服愈，余勿复服。

热利下重者，白头翁汤主之。

白头翁汤方

白头翁三两　黄连　黄蘖　秦皮各三两

上四味，以水七升，煮取二升，去滓。温服一升，不愈更服。

热利下重，则热客于肠胃，非寒不足以除热，非苦不足以坚下焦，故加一"热"字别已上之寒利。

下利后更烦，按之心下濡者，为虚烦也，栀子豉汤主之。

更烦，言本有烦，不为利除，而转甚也。若按之心下硬为实，当下之。心下濡而烦者，因下利后胃中空虚，客气动膈，为虚烦也，与栀子豉汤以除虚烦。

栀子豉汤方

栀子十四枚　香豉四合，绵裹

上二味，以水四升，先煮栀子，得二升半，内豉，煮取一升半，去滓。分二服，温进一服，得吐则止。

《内经》曰："酸苦涌泄为阴"。涌吐虚烦，必以苦为主，是以栀子为君；烦为热胜也，涌热者必以苦，胜热者必以寒，香豉苦寒，佐栀子以吐虚烦。

下利清谷，里寒外热，汗出而厥者，通脉四逆汤主之。

下利清谷，必寒胜于内而格阳于外，故为里寒外热。汗出则外热去而亡阳，亡阳则厥也。通脉四逆汤以复脉救厥，回阳止利。

通脉四逆汤方

附子大者一枚，生用　干姜三两，强人可四两　甘草一两，炙

上三味，以水三升，煮取一升二合，去滓。分温再服。

厥甚者脉必绝，附子辛热，用以复脉回阳。下清谷者胃必寒，干姜辛温，用以温胃止利。甘草甘平，用以佐姜附之热，而回厥逆。

下利肺痛，紫参①汤主之。

紫参汤方

紫参半斤　甘草三两

上二味，以水五升，先煮紫参取二升，内甘草煮取一升半。分温三服。疑非仲景方。

肺痛未详，或云肺痛当是腹痛，以紫参能治心腹积聚故也。

气利，诃梨勒散主之。

诃梨勒散方

诃梨勒十枚，煨

上一味为散，粥引和顿服。

寇宗奭曰：诃梨勒能涩便而又宽肠，涩能治利。宽肠能治气，故气利宜之。调以粥饮者，藉谷气以助肠胃也。

论曰：仲景治气利，用诃梨勒散，详其主治，不知其义。及后读《杜壬方》②，言"气利里急后重"，始知诃梨勒用以调气。盖有形之伤，则便垢而后重；无形之伤，则气坠而后重。

①　紫参：药名。出自《神农本草经》。主心腹积聚，寒热邪气，通九窍，利大小便。又名王孙、牡蒙。

②　杜壬方：古医书名。现佚失。

便肠垢得诸实，气下坠者得诸虚，故用诃梨勒温涩之剂也。唐贞观中，太宗苦气利，众医无效，金吾长张宝藏以牛乳煎荜拔进，服之立差。荜拔，温脾药也。刘禹锡《传信方》[1] 治气利，用矾石。矾石亦涩气药也，大都气利得之，虚寒下陷者多，其用温涩之药可见矣。

疮痈肠痈浸淫病脉证并治第十八

诸浮数脉，应当发热，而反洒淅恶寒，若有痛处，当发其痈。

浮为风，数为热，风热相搏，则发热也。而反洒淅恶寒，若有痛处，则风热稽留于肉理，败肉腐肌而为痈肿。

师曰：诸痈肿，欲知有脓无脓，以手掩肿上，热者为有脓，不热者为无脓。

《灵枢经》曰："荣卫稽留于经脉之中，则血涩而不行。不行则卫气从之而不通，壅遏而不得行，故热。大热不止，热胜则肉腐，腐则为脓。"故知热聚者则作脓，热未聚者，但肿而未作脓也，皆以手掩知之。

肠痈之为病，其身甲错，腹皮急，按之濡，如肿状，腹无积聚，身无热，脉数，此为肠内有痈脓，薏苡附子败酱散主之。

痈生于内，则气血内归而为脓，不能外出以养肌肉，故肌肉为之枯皱。内既有痈，则外不可以目察，故腹皮但急，内则[2]可以手按，故有濡如肿状也。脉数者，当内有积聚而外有热，今内无积聚而内外又无热，则数脉者必生恶疮，故知内有

---

① 传信方：古医书名。唐代刘禹锡撰。原书已亡佚，现存《传信方集释》，系后人从古方书中辑录而成，共45个方剂。
② 内则：据文义，其下疑脱"不"字。

肠痈之患。

薏苡附子败酱散方

薏苡仁十分　附子二分　败酱五分

上三味，杵为末，取方寸匕。以水二升，煎减半。顿服，小便当下。

薏苡利肠胃，败酱除痈脓，附子破癥坚，三味为排脓散肿之剂。

肠痈者，少腹肿痞，按之即痛如淋，小便自调，时时发热，自汗出，复恶寒。其脉迟紧者，脓未成，可下之，当有血。脉洪数者，脓已成，不可下也，大黄牡丹汤主之。

肿则形于外，痞则着于内。少腹既已痞重，则肠痈已成，故按之即痛也。如淋者，以小腹为厥阴经脉所过，厥阴经脉循阴器，故按少腹而痛引阴茎，有如淋状，而小便则自调也。《灵枢经》曰："有所结，气归之"。内既有痈，则荣卫稽留于内而不卫外，故令有发热、汗出、恶寒也。脉迟紧者，则热未聚而肉未腐，故宜大黄牡丹汤下之，以消其肿痞。若脉洪数，则脓已成，将成溃痈，不可下也。大黄牡丹汤在"当有血"句下，以古人为文法所拘，故缀于条末，《伤寒论》中多有之。

按上证痈在小肠，以小肠在上，痛近于腹，则位深，但腹皮急而按之有如肿形，故用前汤导其毒从小便而出。此证痈在大肠，以大肠在下，痈隐少腹，其位浅。则有痞肿之形，其迹易见，其按即痛，故用大黄牡丹汤排其脓血，从大便而下也。

大黄牡丹汤方

大黄四两　牡丹一两　桃仁五十个　芒硝三合　瓜子半升，当是甜瓜子

上五味，以水六升，煮取一升，去滓，内芒硝，再煎沸，

顿服之。有脓当下；如无脓，当下血。

诸疮疡痛，皆属心火。大黄、芒硝，用以下实热；血败肉腐则为脓，牡丹、桃仁用以下脓血；瓜子味甘寒，《神农经》不载主治，考之《雷公》曰："血泛经过，饮调瓜子"，则瓜子亦肠胃中血分药也，故《别录》① 主溃脓血，为脾胃肠中内壅要药，想亦本诸此方。

问曰：寸口脉微而涩，法当亡血，若汗出。设不汗者云何？答曰：若身有疮，被刀斧所伤，亡血故也。

微涩之脉为血不足，得之者非亡血则汗出，以血汗异名同类故也。若不汗出，则被刀斧而成金疮，亡其营血，脉亦微涩。

病金疮，王不留行散主之。

王不留行散方

王不留行十分，八月八日采　蒴藋②细叶七分，七月七日采　桑东南根白皮十分，三月三日采　甘草十八分　川椒三分，除目及闭口③去汗

黄芩二分　干姜二分　芍药二分　厚朴二分

上九味，桑根皮以上三味烧灰存性，勿令灰过；各别杵筛，合治之为散，服方寸匕。小疮即粉之④，大疮但服之，产后亦可服。如风寒，桑东根勿取之。前三物皆阴干百日。

王不留行主金疮、止血；桑根白皮可缝金疮；金疮亡血，则风寒易乘而入，故用蒴藋；川椒主风疹而去大风；金疮则肌肉伤，故用甘草长肌肉而主金疮肿；干姜能止血；厚朴疗死肌；

① 别录：即《名医别录》。

② 蒴藋：有草本和木本两种，此处指草本，又名陆英，有行血通经、消瘀化凝之功。

③ 除目及闭口：去除椒仁及未成熟的川椒。目，指川椒仁；闭口，指未成熟、尚未张开口的川椒。

④ 粉之：即外敷。

芍药散恶血；黄芩疗恶疮。疮小则外敷，疮大则内服，其通主金疮之大剂欤？前三味烧灰者，以灰得火极则咸，咸能凝血，黑能止血也。产后可服者，以产后无非血证。方中皆止血药也。

浸淫疮①，从口②流向四肢者可治；从四肢流来入口者不可治。

经曰：病在外者可治，入里者即死，此之谓也。

浸淫疮，黄连粉主之。方未见。

趺蹶手指臂肿转筋阴狐疝蛔虫病脉证治第十九

师曰：病趺蹶③，其人但能前，不能却，刺腨④入二寸，此太阳经伤也。

《说文》曰："蹶，僵也；趺，足背也。"趺蹶，即痹厥之属，但能前不能却，形容其脚面拘急，行步不随之状也。然足趺属足阳明，不应取太阳穴。而《灵枢经》有曰："下气不足，则为痿厥心悗，取足外踝下留之"，亦太阳申脉穴也。今刺腨入二寸有误，按《明堂图》，腨上承山刺七分，飞阳刺三分当是。腨下二寸为跗阳穴，明堂止刺五分以治微厥、风痹不仁，而跗阳又为阳跷之郄，刺之正所以治趺蹶，而使足跷捷也。

病人常以手指臂肿动，此人身体瞤瞤者，藜芦甘草汤主之。

证未详，方亦缺。

转筋之为病，其人臂脚直，脉上下行⑤，微弦。转筋入腹

---

① 浸淫疮：指湿热浸淫瘙痒多脂的一种皮肤病。
② 口：指心窝等部位。
③ 趺蹶：趺指足背；蹶指痹蹶之类。蹶：同"蹷"。
④ 腨（shuàn 涮）：即小肚腿。《灵枢·寒热》："腓者，腨也。"
⑤ 脉上下行：形容脉象强直有力而无柔和之象。

者，鸡屎白散主之。

臂脚直者，转筋而手足有强直之象。脉上下行者，脉类长大，长大微弦，是筋病而见肝脉也。若转筋入腹，则用鸡屎白散以治之。

鸡屎白散方

鸡屎白

上一味，为散。取方寸匕，以水六合，和温服。

肝之合，筋也，其畜鸡也。以鸡屎而治转筋，犹以猪肤而治下利，所谓同气相求，衰之以属是也。白者，雄鸡所便也，能消积下气，故岐伯用之以治鼓胀、心腹满。夫转筋入腹，必腹满疼痛。虽与鼓胀、腹满不侔①，藉其臭腐，攻伐腹中邪气则一也。

阴狐疝气者，偏有小大，时时上下，蜘蛛散主之。

《灵枢经》曰："肝足厥阴之脉，所生病者狐疝。"以狐日伏夜出，而疝处厥阴肝经之分，阴篡隐奥之所，故以狐疝名之。偏有小大者，睾丸有偏小偏大也。足厥阴之别者上睾，以筋脉牵引睾丸则上，驰纵则下，故有时时上下也。《甲乙经》曰："阴跳遗溺，阴上下入腹中，取之大敦。"又曰："男子阴疝，两丸上下，取之五枢。"皆肝胆二经也。

蜘蛛散方

蜘蛛十四枚，熬煎　桂枝半两

上二味，为散。取八分一匕，饮和服，日再服。蜜圆亦可。

《别录》云：蜘蛛治大人小儿癀②。癀，疝也。其性有毒，

---

① 侔（móu 牟）：相等，齐。
② 癀（tuí 颓）：疝。

服之能使人利，有诛之义也。得桂枝引入厥阴肝经而治狐疝。夫肝臭臊，而狐气极燥烈，藉其气以诛之，用其毒以下之。后人治狐腋臭，亦用蜘蛛以下其毒，皆此意也。

问曰：病腹痛有虫，其脉何以别之？师曰：腹中痛，其脉当沉若弦，反洪大，故有蛔虫。

痛在于腹则脉沉弦。今虫动于膈，则脉洪大，以此别之。

蛔虫之为病，令人吐涎，心痛发作有时，毒药不止，甘草粉蜜汤主之。

巢元方曰："蛔虫长五寸至一尺，发则心腹作痛，口喜唾涎及清水，贯伤心则死。"《灵枢经》曰："虫动则胃缓，胃缓则廉泉开，故涎下。"是以令人吐涎也。心痛者，非蛔虫贯心，乃蛔虫上入胃脘即痛，下入胃中即止，是以发作有时也。若毒药不能止，用甘草粉蜜汤，从其性以治之。

甘草粉蜜汤方

甘草二两　粉①一两　蜜四两

上三味，以水三升，先煮甘草，取二升，去滓，内粉、蜜，搅令和，煎如薄粥。温服一升，差即止。

凡虫在腹中，旬头向上。中旬向中，下旬向下，服药当于初四、五日五更时则易效也。蛔得甘则头向上。若毒药不能止，则从其性而引之，伏其毒以杀之，故引以白蜜、甘草之甘，杀以铅粉之辛，亦始同而终异也。

蛔厥者，当吐蛔，令病者静而复时烦，此为脏寒。蛔上入膈，故烦，须臾复止，得食而呕，又烦者，蛔闻食臭出，其人当自吐蛔。

---

① 粉：指铅粉。

蛔厥者，乌梅丸主之。

经曰：病人有寒，胃中冷，必吐蛔，是蛔厥为脏寒也，与乌梅丸以温胃安蛔。

乌梅丸方

乌梅三百个　细辛六两　干姜十两　黄连一斤　当归四两附子六两，炮　川椒四两，去汗　桂枝六两　人参　黄檗各六两

上十味，异捣筛，合治之。以苦酒渍乌梅一宿，去核，蒸之五升米下，饭熟捣成泥，和药令相得，内臼中，与蜜杵二千下，丸如梧子大。先食饮服十丸，日三服，稍加至二十丸。禁生冷滑臭等食。

蛔得酸则止，得苦则安，得甘则动于上，得辛则伏于下。禀至酸之味者乌梅，故用之以止蛔；禀冲和之气者人参，故用之以安胃；凡药之辛者能杀虫，蜀椒、干姜、细辛是也；药之苦者能安蛔，黄连、黄檗是也；当归入荣，桂枝走卫，同附子出入荣卫而温脏寒。

妇人妊娠病脉证并治第二十

师曰：妇人得平脉，阴脉①小弱，其人渴，不能食，无寒热，名妊娠，桂枝汤主之。于法六十日当有此证。设有医治逆者，却一月加吐下者，则绝之。

娄全善曰：绝之者，谓绝止医治，候其自安也。尝治一二妇阻病吐，愈治愈逆，因思仲景绝之之旨，遂停药月余自安。然此证有缺文。

---

① 阴脉：指尺部脉。

妇人宿有癥病，经断未及三月，而得漏下①不止，胎动在脐上者，为癥痼②害。妊娠六月动者，前三月经水利时，胎也。下血者，后断三月，衃③也。所以血不止者，其癥不去故也，当下其癥，桂枝茯苓丸主之。

此有癥病而怀胎者，虽有漏血不止，皆癥痼之为害，非胎动、胎漏之证。下其癥痼，妊娠自安。此《内经》所谓"有故无殒，亦无殒也"。其义如此，中有缺文。

桂枝茯苓丸方

桂枝　茯苓　牡丹　桃仁_{去皮尖，熬}　芍药各等分

上五味，末之，炼蜜和丸，如兔屎大。每日食前服一丸，不知，加至三丸。

牡丹、桃仁以攻癥痼，桂枝以和卫，芍药以和荣，茯苓以和中。五物相需，为治妊娠有癥痼之小剂。

妇人怀娠六、七月，脉弦，发热，其胎愈胀，腹痛恶寒者，少腹如扇④，所以然者，子脏⑤开故也，当以附子汤温其脏。方未见。

胎胀腹痛，亦令人发热恶寒，少腹如扇者，阴寒胜也。妊娠阴阳调和，则胎气安。今阳虚阴盛，不能以约固胞胎，故子脏为之开也，附子汤用之以温经。

师曰：妇人有漏下者，有半产后因续下血都不绝者，有妊娠下血者，假令妊娠腹中痛，为胞阻，胶艾汤主之。

---

① 漏下：病名。指月经停后，又继见下血，淋漓不断。
② 癥痼：指腹中积久未消的痞块。
③ 衃（pēi胚）：指色紫而晦暗的瘀血。
④ 少腹如扇：谓少腹作冷，如被风吹之状。
⑤ 子脏：指子宫。

漏下者，妊娠经来，《脉经》以阳不足，谓之"激经"也。半产者，以四五月而堕胎，胎堕必伤其血海，血因续下不绝也。若妊娠下血、腹中痛，为胞阻，则用胶艾汤以治之。

芎归胶艾汤方

芎䓖　阿胶　甘草各二两　艾叶　当归各三两　芍药四两　干地黄

上七味，以水五升，清酒三升，合煮取三升，去滓，内胶，令消尽。温服一升，日三服。不差，更作。

胶、艾主乎安胎，四物主乎养血，和以甘草，行以酒势，血能循经养胎，则无病下之患。

妇人怀娠，腹中痛，当归芍药散主之。

当归芍药散方

当归三两　芍药一斤　茯苓四两　白术四两　泽泻半斤　芎䓖半斤，一作三两

上六味，杵为散。取方寸匕，酒和，日三服。

痛，急痛也。怀娠者以血为主，归芎、芍药养血而兼止腹痛也。腹中无因而作痛，或邪热所干，或胎气壅盛，用茯苓之淡以渗之，泽泻之咸以泄之，白术之甘以补之。和以酒服者，藉其势以行药力。日三服则药力相续，而腹痛自止也。

妊娠呕吐不止，干姜人参半夏丸主之。

干姜人参半夏丸方

干姜　人参各一两　半夏二两

上三味，末之，以生姜汁糊为丸，如梧子大。饮服十三丸，日三服。

寒在胃脘则令呕吐不止，故用干姜散寒，半夏、生姜止呕，人参和胃。半夏、干姜能下胎。娄全善曰："余治妊阻

病，累用半夏，未当动胎，亦有故无殒之义。"临病之工，何必拘泥。

妊娠小便难，饮食如故，当归贝母苦参丸主之。

当归贝母苦参丸方

当归　贝母　苦参各四两

上三味，末之，炼蜜丸如小豆大。饮服三丸，加至十丸。

妇人便难，必无气以化，当归辛润，能致津液通气，此妊娠者所宜；贝母主淋沥；苦参主逐水。三味相须，为君一臣二之奇剂。

妊娠有水气，身重，小便不利，洒淅恶寒，起即头眩，葵子茯苓散主之。

妊娠有水气者，由气虚不能以通调水道，下输膀胱，但停留而小便不利。土又不能胜湿，故令身重也。《内经》曰："太阳为诸阳主气""其脉行诸表而上头"。气虚则头眩，又不能以卫外，故令洒淅恶寒。利小便则诸证自愈。

葵子茯苓散方

葵子一斤　茯苓三两

上二味，杵为散。饮服方寸匕，日三服，小便利则愈。

葵子之滑可以利窍，茯苓之淡用以渗泄，二物为利水之轻剂。

妇人妊娠，宜常服当归散主之。

当归散方

当归　黄芩　芍药　芎䓖各一斤　白术半斤

上五味，杵为散，酒饮服方寸匕，日再服。妊娠常服即易产，胎无苦疾。产后百病悉主之。

任冲盛，则胞胎得以养。当归、芎䓖、芍药，益任冲药也。

黄芩主淋露下血，白术益津液暖胃。凡胎孕宜清热凉血，血不妄行，乃能养胎。黄芩乃上、中二焦药，能降火下行，则胎自安矣；白术补脾燥湿，脾土健运，则能化精微取汁而为血，自无恶阻呕吐之患矣，故丹溪以芩、术为安胎圣药也。

妊娠养胎，白术散主之。

白术散方

白术　芎劳　蜀椒各三分，去汗　牡蛎

上四味，杵为散。酒服一钱匕，日三服，夜一服。但苦痛，加芍药；心下毒痛，倍加芎劳；心烦吐痛，不能食饮，加细辛一两，半夏大者二十枚。服之后，更以醋浆水服之。若呕，以醋浆水服之。复不解者，小麦汁服之。已后渴者，大麦粥服之。病虽愈，服之勿置。

白术主安胎为君，芎劳主养胎为臣，蜀椒主温胎为佐，牡蛎主固胎为使。按瘦而多火者，宜用当归散。肥而有寒者，宜用白术散，不可混施也。芍药能缓中，故苦痛者加之。芎劳能温中，故毒痛者倍之。痰饮在心膈，故令心烦吐痛，不能食饮，加细辛破痰下水，半夏消痰去水，更服浆水以调中。若呕者，复用浆水服药以止呕。呕不止，再易小麦汁以和胃。呕止而胃无津液作渴者，食大麦粥以生津液。病愈服之勿置者，以大麦粥能调中补脾，故可常服，非指上药可常服也。

妇人伤胎，怀身腹满，不得小便，从腰已下重，如有水气状，怀身七月，太阴当养[1]不养，此心气实。当刺泻劳宫及关元，小便微利即愈。

七月手太阴肺经养胎。金为火乘，则肺金受伤，而胎失所

---

① 太阴当养：《脉经》有"妊娠七月，手太阴脉养之"句。

养，又不能通调水道，故有腹满不得小便，从腰已下有如水气状也。劳宫穴在手心，厥阴心主穴也。泻之则火不乘金矣。关元穴在脐下，为小肠之募，泻之则小便通利矣。此穴不可妄用，刺之能落胎。

妇人产后病脉证治第二十一

问曰：新产妇人有三病，一者病痉，二者病郁冒①，三者大便难，何谓也？师曰：新产血虚，多汗出，喜中风，故令病痉；亡血复汗，寒多，故令郁冒；亡津液，胃燥，故大便难。

产后颈项拘急，口噤，背反张者为痉，以新产营虚，卫气独盛，卫气慓悍，但开其腠理，则汗易出，而风寒易入，故令病痉。产后血晕者为郁冒，又名血厥。经曰："诸乘寒者则为厥，郁冒不仁"。亡血复汗，则阳又虚。阳虚则寒，故令郁冒。大便难者，亡血则虚其阴，汗出则虚其阳。阴阳俱虚，则津液内竭，肠胃干燥，故大便难，此新产妇人有三病也。

产妇郁冒，其脉微弱，呕不能食，大便反坚，但头汗出。所以然者，血虚而厥，厥而必冒。冒家欲解，必大汗出。以血虚下厥，孤阳上出，故头汗出。所以产妇喜汗出者，亡阴血虚，阳气独盛，故当汗出，阴阳乃复。大便坚，呕不能食，小柴胡汤主之。病解能食，七八日更发热者，此为胃实，大承气汤主之。小柴胡汤方见呕吐，大承气汤方见腹满。

产妇阴阳俱虚，故令郁冒而脉微弱；上焦未和，故令呕不能食；肠胃干燥，故令大便坚；孤阳上越，故令头汗出。郁冒

---

① 郁冒：晕厥昏迷。

者，何也？新产血虚，虚则与阳气不相顺接，故厥，厥而必冒。经曰："冒家汗出自愈"。所以然者，汗出表和故也，是以冒家欲解，必大汗出也。但头汗出者，何也？以产后血虚，阴气竭于下则厥，孤阳越于上则头汗出也。所以产妇喜汗出者，以阴血消亡，阳气独盛，孤阳但开其表，故喜汗出。汗出则阳虚，阴阳俱虚，故令郁冒汗出，阴阳乃复也。大便坚者，胃中干燥，呕不能食者，上焦未和，与小柴胡和其阴阳，则呕止能食。但大便坚，而七八日更发热者，《经》曰：发热者属胃也①，此为胃实。故用大承气汤下之。

产后腹中疞痛②，当归生姜羊肉汤主之；并治腹中寒疝，虚劳不足。方见寒疝。

产后血虚有寒，则腹中急痛。《内经》曰："味厚者为阴"。当归、羊肉，味厚者也，用以补产后之阴。佐生姜以散腹中之寒，则疞痛自止。夫辛能散寒，补能去弱，三味辛温补剂也，故并主虚劳、寒疝。

产后腹痛，烦满不得卧，枳实芍药散主之。

枳实芍药散方

枳实烧令黑，勿太过　芍药等分

上二味，杵为散。服方寸匕，日五服，并主痈脓，以麦粥下之。

枳实除烦满，芍药止腹痛，痛止满除，自能卧也。又枳实长肌肉，芍药消痈肿，大麦壮血脉，故并主痈肿。

问曰：芍药酸寒，丹溪谓伐生气之原，产后禁用，而阳旦汤中不离芍药，然则去之可乎？曰：仲景治产后腹痛不得卧，

---

① 发热者属胃也：见《伤寒论·阳明病》。原文为"太阳病三日，发汗不解，蒸蒸发热者，属胃也。"

② 疞（jiǎo 绞）痛：指腹中急痛。

用枳实芍药散，何独阳旦汤然则，则仲景非耶？夫东风生木，木乃生酸，木居五行之先，酸为五味之长，乃天地生化之府，万物资始之元，反称酸伐生气，不知其言见何经据①，后世尊奉而不知非者何也。

师曰：产妇腹痛，法当以枳实芍药散。假令不愈者，此为腹中有干血着脐下，宜下瘀血汤主之；亦主经水不利。

产妇腹痛，用上药而不愈者，则痛非烦满，此有干血着于脐下，故令腹痛也，宜下瘀血汤。

下瘀血汤方

大黄三两　桃仁二十枚　䗪虫二十枚，熬，去足

上三味，末之，炼蜜和为四丸。以酒一升，煎一丸，取八合顿服之，新血下如豚肝。

䗪虫主下血闭，咸能软坚也；大黄主下瘀血，苦能泄滞也；桃仁亦下瘀血，滑以去着也。三味相合，以攻脐下干血。

产后七八日，无太阳证，少腹坚痛，此恶露不尽；不大便，烦躁发热，切脉微实，再倍发热，日晡时烦躁者，不食，食则谵语，至夜即愈，宜大承气汤主之。热在里，结在膀胱②也。

太阳伤寒，热结膀胱，则蓄血小腹坚痛。今产后非太阳证，而小腹亦坚痛者，此恶血未尽，热在里，结在膀胱也，宜下瘀血汤辈。若不大便，烦躁发热，则热不在膀胱，而热在胃，切其脉亦微实也。日晡时，阳明向王时也。当向王时，是以再倍发热烦躁，则胃中实矣。胃实则不能食，故食则谵语，转增其实也，宜大承气汤下之。此条前后简错，"热在里……"八字当

① 经据：载于经典的依据。
② 膀胱：这里泛指下焦部位。

在"恶露不尽"之下，未有大承气汤而下膀胱血结也。"至夜即愈"四字衍文，《脉经》无。

产后风续之数十日不解，头微痛，恶寒，时时有热，心下闷，干呕，汗出，虽久，阳旦证续在耳，可与阳旦汤。即桂枝汤，方见下利。

产后中风虽有数十日，不解，其表证仍在者，亦当与阳旦汤也。

产后中风，发热，面正赤，喘而头痛，竹叶汤主之。

风邪留于肌肤则发热，怫郁①于上则面赤而头痛，故与竹叶汤以散之。

竹叶汤方

竹叶一把　葛根三两　防风　桔梗　桂枝　人参　甘草各一两　附子一枚，炮　大枣十五枚　生姜五两

上十味，以水一斗，煮取二升半。分温三服，温覆使汗出。颈项强，用大附子一枚，破之如豆大，前药扬去沫。呕者，加半夏半升洗。

产后血虚，多汗出，喜中风，故令病痉。今证中未至背反张，而发热面赤头痛，亦风痉之渐，故用竹叶主风痉，防风治内痉，葛根疗刚痉，桂枝治柔痉，生姜散风邪，桔梗除风痹，辛以散之之剂也。邪之所凑，其气必虚，佐人参以固卫，附子以温经，甘草以和诸药，大枣以助十二经，同诸风剂则发中有补，为产后中风之大剂也。颈项强急，痉病也，加附子以散寒。呕者，风拥气逆也，加半夏以散逆。

妇人乳中虚，烦乱呕逆，安中益气，竹皮大丸主之。

胃者，水谷气血之海，产后则血气虚而胃气逆，故烦乱呕逆。

---

① 怫郁：郁结不舒。

竹皮大丸方

生竹茹二分　石膏二分　桂枝一分　甘草七分　白薇一分

上五味，末之，枣肉和丸弹子大。以饮服一丸，日三夜二服。有热者倍白薇，烦喘者加柏实一分。

竹茹甘寒以除呕；石膏辛寒以除烦逆；白薇咸寒以治狂惑邪气；夫寒则泥膈，佐桂枝以宣导；寒则伤胃，佐甘草以和中。有热倍白薇，白薇咸寒，能除热也。烦喘加柏实，柏实辛平，能治喘也。用枣肉为丸者，统和诸药，以安中益气也。

产后下利虚极，白头翁加甘草阿胶汤主之。

产后既已血虚，下利又复胃弱，未有不虚极者。白头翁汤，纯苦之剂，坚下焦也。加阿胶以补血，加甘草以和胃，二味佐白头翁汤，以治产后下利。

白头翁加甘草阿胶汤方

白头翁　甘草　阿胶各二两　秦皮　黄连　蘗皮各三两

上六味，以水七升，煮取二升半，内胶令消尽。分温三服。

妇人杂病脉证并治第二十二

妇人中风，七八日续来寒热，发作有时，经水适断，此为热入血室，其血必结，故使如疟状，发作有时，小柴胡汤主之。方见呕吐。

妇人伤寒中风，六经传变，治例与男子同法。唯经水适来适断，热入血室，与夫胎前产后，崩漏带下，则治有殊也。妇人经行之际，当血弱气尽之时，邪气因入血室，与正气相搏，则经为之断，血为之结也。血结则邪正分争，往来寒热，休作有时，与小柴胡解表里，而散血室之邪热。

妇人伤寒发热，经水适来，昼日明了，暮则谵语，如见鬼状者，此为热入血室，治之无犯胃气及上二焦，必自愈。

伤寒发热，又值经水适来之时，则寒邪乘虚而入，搏于血室。夫邪去阳入阴，则昼日明了；阴被其邪，故暮则谵语，如见鬼状也。无者，禁止之辞，犯胃气以禁下言也。上二焦，以禁汗、吐言也。今邪在血室中，则非汗、吐、下所宜矣。上章以往来寒热如疟，故用小柴胡以解其邪；下章以胸胁下满，如结胸状，故刺期门以泻其实；此章则无上下二证，似待其经行血去，邪热得以随血出而解也。

妇人中风，发热恶寒，经水适来，得之七八日，热除脉迟，身凉和，胸胁满如结胸状，谵语者，此为热入血室也，当刺期门，随其实而泻之。

发热恶寒则风邪在表，未入于里，值经水适来，至七八日，则邪热乘虚而内入，入则表证罢，故脉迟身凉和也。胸胁者，肝之部分。《灵枢经》曰："厥阴根于大敦，结于玉英，络于膻中"。其正经则布胁肋。以肝藏血，邪入血室，故令胸胁满，如结胸状也。肝藏魂，热搏于阴，故令谵语也。期门者，肝之募，刺之以泻其实。

或问曰：热入血室，何为而似结胸也？予曰：邪气传入经络，与正气相搏，上下流行，或遇经水适来适断，邪气乘虚而入血室。血为邪迫，上入肝经，肝受邪则谵语而见鬼。复入膻中，则血结于胸也。何以言之？妇人平居，水当养于木，血当养于肝。方未受孕则下行之以为月水；既孕则中蓄之以养胎；及已产则反经上而为乳，此皆血也。今邪气畜血，并归肝经，聚于膻中，结于乳下，故手触之则痛，非汤剂可及，故当刺期门也。《许叔微医案》。

阳明病，下血谵语者，此为热入血室，但头汗出，当刺期门，随其实而泻之，濈①然汗出则愈。

既下血，则邪热当随血去而愈。以谵语，则邪热尚在血室中，邪热内陷，不能外出，但熏蒸于头而令头汗。刺期门以越其热，则血室之邪，濈然从汗出而解。

妇人咽中如有炙脔②，半夏厚朴汤主之。

半夏厚朴汤方

半夏一升　厚朴三两　茯苓四两　生姜五两　干苏叶二两

上五味，以水七升，煮取四升。分温四服，日三夜一服。

咽中如炙脔，《千金》作："咽中帖帖，如有炙肉，吐之不出，吞之不下。"以意逆之，当是高粱肥美所发，逆于咽中，故令如是。方中皆辛散之剂，用以下逆气而利咽膈。

妇人脏躁，喜悲伤欲哭，象如神灵所作，数欠伸，甘麦大枣汤主之。

脏躁者，心脏虚也。《内经》曰："心虚则悲"；又曰："神不足则悲"。夫悲伤则心动，心动则宗脉感而液道③开，故令人欲哭。然悲哀太甚则中气消，气消则荣卫不利，故令阴阳相引，而作伸欠也。妇人外无亡忧之触，而内有悲伤之怀，未有不象神灵所凭者。然邪哭一证，亦属心虚，详之中卷。

甘草小麦大枣汤方

甘草三两　小麦一升　大枣十枚

---

① 濈（jí急）：汗出貌。

② 炙脔：烤肉块。肉切成块名脔。《千金要方》："咽中帖帖，如有炙脔，吐之不出，吞之不下。"

③ 液道：涕泪等液体流出的通道。《灵枢·口问》："宗脉盛则液道开，液道开，故泣涕出焉。"

上三味，以水六升，煮取三升，分温三服。亦补脾气。

《内经》曰："悲则心系急"。甘草、大枣者，甘以缓诸急也。小麦者，谷之苦者也。《灵枢经》曰："心病者，宜食麦"。是谷先入心矣。

妇人吐涎沫，医反下之，心下即痞，当先治其吐涎沫，小青龙汤主之。涎沫止，乃治痞，泻心汤主之。小青龙汤见肺痈，泻心汤见惊悸。

经曰："水在肺，吐涎沫"。此水饮在上，而医反下之，伤其阴血，心下即痞也。先宜小青龙汤以去水，水去则涎沫止，后乃用泻心汤以治痞。

妇人之病，因虚、积冷、结气，为诸经水断绝，至有历年，血寒积结，胞门寒伤，经络凝坚。在上呕吐涎唾，久成肺痈，形体损分。在中盘结，绕脐寒疝；或两胁疼痛，与脏相连；或结热中，痛在关元，脉数无疮，肌若鱼鳞，时着男子，非止女身。在下来多，经候不匀，令阴掣痛，少腹恶寒；或引腰脊，下根气街，气冲急痛，膝胫疼烦。奄忽①眩冒，状如厥癫；或有忧惨，悲伤多嗔，此皆带下，非有鬼神。久则羸瘦，脉虚多寒；三十六病，千变万端；审脉阴阳，虚实紧弦；行其针药，治危得安；其虽同病，脉各异源；子当辨记，勿谓不然。

此条当分作三截看。妇人之病，必因于虚劳、因于积冷、因于结气即结热，三者皆能为妇人诸经作病。夫血得寒则凝，况有历年血寒，积在胞门，或在经络，或凝坚于上，或盘结于中，或外连两胁，或内连脏腑，致荣气不从，凝坚而为肺痈，

---

① 奄忽：即倏忽。

寒气不散盘结而成为疝痛，形为之损，体为之伤矣。积冷之为病者如此。或结热中，痛在关元者，以冲脉起于关元，为男子藏精、女子蓄血之处，热结于中，则精血消减，故痛在关元也。脉数则生恶疮。今脉数为虚，故不生疮，但肌肤甲错，状若鱼鳞，如此伤精损血，即男子亦有之，非止着于女身也。结热之为病如此。在下来多，谓崩带之属，下多则任冲空虚，致经候不匀也。血海亏损，则无以荣养下焦，致阴中掣痛，少腹恶寒也。任脉循脊里，故有痛引腰脊也。冲脉出于气街，斜入腘中，循胫骨内廉①，故有下根气街，气冲急痛，膝胫疼烦也。以其任冲并伤，则奄忽眩冒，如厥如癫，如此则气血无所依附，使人忧惨悲伤，此皆带下所为。复申在下来多之义，非有鬼神而令厥癫忧伤也，故久则脉虚多寒，形羸体瘦矣。虚劳之为病者如此。是以妇人三十六病，千变万端，不外虚劳、积冷、结气三者而成。医人只审其脉之属阴属阳，因虚因实，或紧或弦，而用针用药，则危者得安。其有病同脉异，又医人所当辨记，勿谓不然，而可一例以施治之也。

问曰：妇人年五十所，病下利数十日不止，暮即发热，少腹里急，腹满，手掌烦热，唇口干燥，何也？师曰：此病属带下。何以故？曾②经半产，瘀血在少腹不去。何以知之？其证唇口干燥，故知之。当以温经汤主之。

妇人年逾七七，则任脉虚，太冲脉衰少，天癸竭，地道不通。今下利当是下血，下多则亡阴，阴虚则暮发热也。任冲之脉皆起于少腹，任冲虚则少腹急，有干血则少腹满也。阴虚不

① 廉：当作"臁"。
② 曾：原文讹作"鲁"，据文义改。

能以济火，故手掌烦热。血虚不足以荣唇口，故唇口干燥也。妇人五十而有此病，则属带下。以其人曾经半产，犹有干血着于小腹不去，故《内经》曰："任脉为病，女子则带下瘕聚也。"既已经半产，则任冲伤；年逾七七，则任冲竭。任冲之脉不能以荣唇口，则唇口干燥，知有瘀血也，故以温经汤治之。

温经汤方

吴茱萸二两　当归　芎䓖　芍药各二两　人参　桂枝　阿胶　牡丹皮　生姜各二两　甘草二两　半夏半升　麦门冬一升，去心

上十二味，以水一斗，煮取三升。分温三服。亦主妇人少腹寒，久不受胎；兼取崩中去血，或月水来过多及至期不来。

妇人有瘀血，当用前证下瘀血汤。今妇人年五十，当天癸竭之时，又非下药所宜，故以温药治之，以血得温即行也。经寒者温以茱萸、姜、桂，血虚者益以芍药、归、芎，气虚者补以人参、甘草，血枯者润以阿胶、麦冬，半夏用以止带下，牡丹用以逐坚癥。十二味为养血温经之剂，则瘀血自行，而新血自生矣，故亦主不孕崩中，而调月水。

带下，经水不利，少腹满痛，经一月再见①者，土瓜根散主之。

带下者，必胞中有寒，寒则血不行而经水不利，积于少腹则满痛也。妇人经水，上应太阴之盈亏，下应海潮之朝夕，故月月经行相符，而不失其常轨②。今经一月再见，则经停积一

---

① 再见：两次出现。见，同"现"。
② 轨：原文讹作"轧"，据文义改。

月不行矣，故用土瓜根散以下积血。

土瓜根散

阴㿗肿亦主之。

土瓜根　芍药　桂枝　䗪虫各三分

上四味，杵为散。酒服方寸匕，日三服。

土瓜根破瘀血而兼治带下，故以为君；䗪虫下血闭以为臣；芍药通顺血脉以为佐；桂枝通行瘀血以为使。疝亦凝血所成，故此方亦治肿。

寸口脉弦而大，弦则为减，大则为芤，减则为寒，芤则为虚，寒虚相搏，此名曰革。妇人则半产漏下。旋覆花汤主之。注详虚劳。

旋覆花汤

旋覆花三两　葱十四茎　新绛少许

上三味，以水三升，煮取一升。顿服之。

旋覆花能补中则无漏下之患；葱能安胎则无半产之患；绛者，红蓝花所染，用少许以引入血分也。

妇人陷经①，漏下黑不解，胶姜汤主之。方缺。

血与气俱行则活而红，血不行则死，死则黑也，此血凝于下焦，故下黑不解。胶姜汤者，其亦温经行血剂欤，宋校正是胶艾汤，似亦可用。

妇人少腹满如敦②状，小便微难而不渴，生后③者，此为水与血俱结在血室也，大黄甘遂汤主之。

敦，有形物也，是水与血俱结于少腹，满于内而不形于外

---

①　陷经：经气下陷，漏血不止。

②　敦（duì 对）：古代盛食物的器俱，上下稍锐，中部略大。

③　生后：即产后。

也。小便微难则水饮不行，不行则津液不竭，故不渴也。未生者，但利其水，生后者，必恶露，得水寒而结于血室也。

大黄甘遂汤方

大黄四两　甘遂二两　阿胶二两

上三味，以水三升，煮取一升。顿服之，其血当下。

苦以下结，大黄之苦以下瘀血，甘遂之苦以逐留饮；滑以利窍，阿胶之滑以利小便，为行水下结血之剂。

妇人经水不利下，抵当汤主之。

抵当汤方

水蛭三十个，熬　虻虫三十枚，熬，去翅足　桃仁二十个，去皮尖

大黄三两，酒浸

上四味，为末，以水五升，煮取三升，去滓。温服一升。

虻虫、水蛭之咸，用以软血结；桃仁、大黄之苦，用以下血结，四物为下血之骏剂①。

妇人经水闭不利，脏坚癖不止②，中有干血，下白物③，矾石丸主之。

《内经》曰："任脉为病，男子内结七疝，女子带下瘕聚"。以女子不谓之疝，而谓之瘕也。又曰："脾传之肾，病名曰疝瘕，少腹冤④而痛出白，一名曰蛊"。今此证脏坚癖，岂非瘕聚与疝瘕乎？下白物，岂非带下与出白乎？

矾石丸方

矾石三分，烧　杏仁一分

---

① 骏剂：指药力迅猛的方剂。
② 脏坚癖不止：指胞宫内干血坚结不散。
③ 白物：指白带。
④ 冤（yuān 冤）：音义同冤。

上二味，末之，炼蜜和丸如枣核大。内藏中，剧者，再内之。

矾石酸涩，烧则质枯，枯涩之品，故《神农经》以能止白沃①，亦涩以固脱之意也。杏仁者，非以止带，以矾石石质枯，佐杏仁一分以润之，使其同蜜易以为丸，滑润易以内阴中也。此方专治下白物而设，未能攻坚癖、下干血也。

妇人六十二种风及腹中血气刺痛，红蓝花酒主之。

红蓝花酒方

红蓝花一两

上一味，以酒一大升，煎减半。顿服一半，未止再服。

风者，善行而数变，是以百病皆生于风，非止六十二种风也。夫风内至五脏六腑，外至腠理肌肤，周身无所不至，故风为百病之长。人感之，重则有卒中、卒倒，轻则内有肠风、飧泄，外有痿痹不仁，皆所以伤其荣卫也。红蓝花者，活血行荣；酒性慓悍，通经行卫，则周身内外上下无所不至，其能治六十二种风亦宜矣。红蓝花能治恶血，故及主腹中刺痛。

妇人腹中诸疾痛，当归芍药散主之。方见妊娠。

腹中诸疾痛，必经候不调，当归芍药散能养血调经，故亦主之。

妇人腹中痛，小建中汤主之。方见虚劳。

中气虚者，亦作腹痛，小建中汤以补中气。

问曰：妇人病，饮食如故，烦热不得卧，而反倚息者，何也？师曰：此名转胞②，不得溺也，以胞系了戾③，故致此病，

① 白沃：指白带。
② 转胞：指小便不通的病证，多见于妊娠妇女。胞，此指膀胱。
③ 胞系了戾：指膀胱之系全然不顺。了，完全。

但利小便则愈，宜肾气丸主之。

病不在上焦，则饮食如故，以胞系了戾，则小便不行而热亦不得泄，故烦热也。《灵枢经》曰："夫不得卧，卧而喘者，是水气之客也。"今妇人转胞不得溺，则水气无从出，故不得卧而倚息也，与肾气丸通肾气而利小便。

肾气丸方

熟地黄_{八两}　薯蓣_{四两}　山茱萸_{四两}　泽泻_{三两}　茯苓_{三两}

牡丹皮_{三两}　桂枝　附子_{炮，各一两}

上八味末之，炼蜜和丸如梧子大。酒下十五丸，加至二十五丸，日再服。

肾气丸者，补肾中真阳而利小便也，以肾与膀胱为表里，桂、附以益肾中之阳，则阳气自能开通沟渠，宣行便溺，胞系自不了戾矣。

妇人阴寒，温中坐药，蛇床子散主之。

蛇床子散方

蛇床子仁

上一味，末之。以白粉少许，和合相得，如枣大，绵裹内之，自然温。白粉，即米粉，藉之以和合也。

蛇床子能令脏热，故内阴中以温脏寒。

少阴脉滑而数者，阴中即生疮，阴中蚀疮烂者，狼牙汤洗之。

狼牙汤方

狼牙_{三两}

上一味，以水四升，煮取半升。以绵缠筋如茧，浸汤沥阴中，日四遍。

阴中生疮，肾中有蚀热也，故脉滑而数。狼牙味苦寒，寒能除肾热，苦能杀虫治疮痍。

胃气下泄，阴吹①而正喧②，此谷气之实也，膏发煎导之。方见黄疸。

《内经》曰："胃满则肠虚，肠满则胃虚，更虚更满，则气得上下。"今胃中谷气实，则肠中虚，虚则气不得上下，而肾又不能为胃关，其气但走胞门，而出于阴户。膏发煎者，导小便药也，使其气以化小便，则不为阴吹之证矣。

小儿疳虫蚀齿方

雄黄　葶苈

上二味，末之，取腊日猪脂熔。以槐枝绵裹头四五枚，点药烙之。

小儿胃中有疳热，则虫生而牙断蚀烂。雄黄味辛，葶苈味苦，辛苦能杀虫故也。按张仲景有《口齿论》一卷，今未之见，岂被处简脱于此耶？而妇人方后，不应有小儿方也。

杂疗方第二十三

以下杂疗禁忌，琐碎紊乱。今释以小字，则开卷燎③然。

长服诃梨勒丸方：

诃梨勒　陈皮　厚朴各三两

上三味，末之，炼蜜丸如梧子大。酒饮服二十丸，加至三十丸。

三味破气行气之剂，不可长服，宜审之。

三物备急方：

大黄一两　干姜一两　巴豆一两，去皮、心，熬，外研如脂

上药各须精新，先捣大黄、干姜为末，研巴豆内中，合治

---

① 阴吹：谓前阴出声，如后阴矢气之状。
② 正喧：谓其声连续不断。
③ 燎：当作"了"。

一千杵，用为散，蜜和丸亦佳，密器中贮之，莫令泄。主心腹诸卒暴百病。若中恶客忤，心腹胀满，卒痛如锥刺，气急口噤，停尸卒死者，以暖水若酒，服大豆许三四丸，或不下，捧头起，灌令下咽，须臾当差。如未差，更与三丸，当腹中鸣，即吐下便差。若口噤，亦须折齿灌之。

备急者，疗卒暴之病也。大黄荡涤肠胃，干姜温中散寒，巴豆除邪杀鬼，故主如上诸证。

治伤寒，令愈不复，紫石寒食散方。服乳石，人饮食宜寒，唯酒宜热。

紫石英　白石英　赤石脂　钟乳_{碓炼}　栝楼根　防风　桔梗文蛤　鬼臼各十分　太一余粮十分，烧　干姜　附子_{炮，去皮}　桂枝_{去皮，各四分}

上十三味，杵为散，酒服方寸匕。

乳石火热，药必不宜于伤寒，不可妄用。

救卒死方：

薤捣汁，灌鼻中。

孟诜曰："薤白虽辛不荤，学道人常服可通神安魂魄，故能辟恶除邪而救卒死。"①

救卒死方：

雄鸡冠割取血，管吹内鼻中。

猪脂如鸡子大，苦酒一升，煮沸，灌喉中。

鸡肝及血涂面上，以灰围四旁，立起。

大豆二七粒，以鸡子白并酒和，尽以吞之。

鸡，灵禽也，精华皆聚于冠。本乎天者，亲上也，血乃顶

① 　薤白虽辛不荤……故能辟恶除邪而救卒死：见《食疗本草》。

中之阳，肝亦脏中之阳，故能杀邪而治中恶卒死。猪脂能破冷结，苦酒能杀邪毒，故亦主之。大豆杀鬼毒，卵白破留血，二味藉酒之辛热，以通行阳气，亦救中恶卒死。

救卒死而壮热者方：

矾石半斤，以水一斗半，煮消，以渍脚，令没踝。

厥阳独行，故卒死而壮热。岐伯曰："血之与气，并走于上，则为大厥，厥则暴死。"矾石，收涩药也，以之浸足，而收敛其厥逆之气。

救卒死而目闭者方：

骑牛临面，捣薤汁灌耳中，吹皂荚末鼻中，立效。

按葛洪《肘后方》治卒魇不寤，以青牛蹄或马蹄，临人头上即活，则骑牛临面，系厌恶驱邪法也。目闭者，邪气内着也，灌薤汁以辟邪安魂，吹皂荚以取嚏开窍。

救卒死而张口反折者方：

灸手足两爪后十四壮了，饮以五毒诸膏散。

灸手足两爪后，当是灸两手足爪后，其文则顺。以十指爪甲为十二经之终始，灸之以接引阳气，而回卒死。此恶气中于太阳，令卒死而开口反张也。五毒诸膏散方未见。

救卒死而四肢不收失便者方：

马屎一升，水三斗，煮取二斗以洗之。又取牛洞稀粪也一升，温酒灌口中。灸心下一寸、脐上三寸、脐下四寸各一百壮，差。

卒死而四肢不收者，无阳以行四末也。失便者，正气衰微，不能约束便溺也，物之臭者皆能解毒杀邪。故以牛马粪及后条狗粪治之。心下一寸，当是上脘穴；脐上三寸，当是中脘穴；脐下四寸，当是关元穴。灸之以复三焦之阳，而回其垂绝之气。

救小儿卒死而吐利不知是何病方：

狗屎一丸，绞取汁以灌之。无湿者，水煮干者，取汁。

小儿卒死吐利者，必为见邪，客忤所干，狗能辟邪，其粪亦能解毒也。

治尸蹶方：

尸厥脉动而无气，气闭不通，故静而死也，治方：

菖蒲屑，内鼻两孔中吹之，令人以桂屑着舌下。

《甲乙经》曰："尸厥者，死不知人，脉动如故。"《伤寒论》曰："尸厥者，令人不仁，即气闭不通，静而死之谓也。"菖蒲内鼻中以通其肺气，桂内舌下以通其心窍，心肺开，则上焦之阳自能开发，尸厥之疾可愈也。

尸厥方：

剔取左角发方寸，烧末，酒和，灌令入喉，立起。

《内经》曰："邪客于手足少阴、太阴、足阳明之络，此五络皆会于耳中，上络左角，五络皆竭，令人身脉皆动，而形无知也，其状若尸厥。"刺法详《灵枢》。其治法以竹管吹其两耳，剔其左角之发方一寸，燔，治饮以药酒一杯，不能饮者，灌之立已。今仲景亦剔左角之发治者，以左角为阳气之所在，五络之所绕之。和以酒灌者，助药力而行气血也。

救卒死，客忤死，还魂汤主之方：

麻黄三两，去节　杏仁七十个，去皮尖　甘草一两，炙

上三味，以水八升，煮取三升，去滓。分令咽之。通治诸感忤。

卒死病，非中恶，则客忤。辛甘能通行阳气，发散诸邪，故可还魂也。

救卒死客忤死方：

韭根一把　乌梅二七个　吴茱萸半升，炒

上三味，以水一斗，煮之。以病人梐①内②中，三沸，梐浮者生，沉者死。煮取三升，去滓，分饮之。

方亦可解，面梐之浮沉则不可解也。

救自缢死方：

自缢死，旦至暮，虽已冷，必可治；暮至旦，小难也。恐此当言忿气盛故也。然夏时夜短于昼，又热，犹应可治。又云：心下若微温者，一日已上，犹可治之。方。

徐徐抱解，不得截绳，上下安被卧之。一人以脚踏其两肩，手少挽其发，常弦急也。弦勿纵之。一人以手放揉胸上导引上焦之气。数动之。一人摩捋臂胫，屈伸之。导引四肢之气。若已僵，但渐渐强屈之，并按其腹导引下焦之气。如此一炊顷，气从口出，呼吸眼开而犹引按莫置，亦勿苦劳之，须臾，可少桂汤及粥清含之，令濡喉，渐渐能咽，及稍止。更令两人以两管吹其两耳朵。此法最善，无不活者。

疗中暍方：

凡中暍死，不可使得冷，得冷便死，疗之方。

中暍不可得冷，犹被冻不可沃以热汤，寒热拒隔，反为大害。

屈草带绕暍人脐，使三两人溺其中，令温。亦可用热泥和屈草，亦可扣瓦碗底，按及车缸，以着暍人，取令溺，须得流去。此谓道路穷，卒无汤，当令溺其中，欲使多人溺，取令温若汤，便可与之，不可泥及车缸，恐此物冷。暍既在夏月，得

---

① 梐（zhì 质）：梳子和篦子的总称。
② 内：通“纳”。放入。《记王忠肃公翱三事》：“内所著披袄中”。

热泥土。暖车缸，亦可用也。

救溺死方：

取灶中灰二石余，以埋人，从头至足，水出七孔，即活。

上疗自缢、溺、暍之法，并出自张仲景为之，其意殊①绝，殆非寻常所及，本草所能，关系救人之大术也。伤寒家有暍病，非此遇热之暍，详之。

治马坠及一切筋骨损方：

大黄一两，切浸，汤成下　绯帛如手大，烧灰　乱发如鸡子大，烧灰用　久用炊单布一尺，烧灰　败蒲一握三寸　桃仁四十九个，去皮、尖，熬　甘草如中指节，炙，锉

上七味，以童子小便，量多少煎汤成，内酒一大盏，次下大黄，去滓。分温三服。先锉败蒲席半领，煎汤浴，衣被盖覆，斯须，通利数行，痛楚立差。利及浴水赤，勿怪，即瘀血也。

坠马必筋骨损伤，瘀血凝滞。方中皆逐血行血之药，故能下腹中瘀血。败蒲取浴，亦逐肌中瘀血也。

禽兽鱼虫禁忌并治第二十四

凡饮食滋味，以养于生，食之有妨，反能为害。自非服药炼液，焉能不饮食乎。切见时人，不闲调摄，疾疢竟起。若不因食而生，苟全其生，须知切忌者矣。所食之味，有与病相宜，有与身为害，若得宜则益体，害则成疾，以此致危，例皆难疗。凡煮药饮汁以解毒者，虽云救急，不可热饮。凡物之毒者必热，热饮则助其毒势也。诸毒病得热更甚，宜冷饮之。

肝病禁辛，心病禁咸，脾病禁酸，肺病禁苦，肾病禁甘。

---

① 殊：很，非常。

春不食肝，夏不食心，秋不食肺，冬不食肾，四季不食脾。

辩曰：春不食肝者，为肝气王，脾气败。若食肝，则又补肝，脾气败尤甚，不可救。又肝王之时，不可以死气入肝，恐复魂也。若非王时，即虚以肝补之佳。余脏准此。

上段以生克言，下段以禁忌言，六畜六兽，圣人以之养生、事死，其食忌亦不可不察。

凡肝脏自不可轻啖，自死者弥甚。

凡畜兽临杀之时，恣气聚于肝，食之俱不利于目，故不可轻啖。自死者必疫疠①而死，肝毒更甚也。

凡心为神识所舍，勿食之，使人来生复其对报矣。

畜兽虽异于人，其心亦神识所舍，勿食之，生杀果报，谅不诬也。

凡肉及肝，落地不着尘土者，不可食之。猪肉落水浮者，不可食。

诸肉不干，火炙而动，见水自动者，不可食之。

六畜肉，热血不断者，不可食之。

诸五脏及鱼投地，尘土不污者，不可食之。

五者皆涉怪异，食之必有非常之害。

诸肉及鱼，若狗不食，鸟不啄者，不可食。

鱼肉有毒，禽兽不食，况于人乎。

肉中有如朱点者，不可食之。

朱点者，毒也，色恶不食也。

父母及身本命肉，食之令人神魂不安。

仁人孝子，当自识之。

---

① 疠：原作"厉"，据日抄本改。

食肥肉及热羹，不可饮冷水。

肥肉热羹，得冷水则停积不行。

秽饭、馁①肉、臭鱼，食之皆伤人。

物已败腐，必不宜于脏腑，食之则能伤人，臭恶不食也。

自死肉，口闭者，不可食之。

自死既已有毒，口闭则其毒不得泻，不可食之。

六畜自死，皆疫死，则有毒，不可食之。

疫气既能死畜，而死畜之肉必能伤人，不可食也。

兽自死，北首及伏地者，食之杀人。

首，头向也。凡兽向杀方以自死及死不僵直斜倒而伏地者，皆兽之有灵知，故食之杀人。《檀弓》曰："狐死正丘首"②，乐其生不忘本也。兽岂无灵知者耶？豹死首山。

食生肉，饱饮乳，变成白虫一作血蛊。

生肉非人所食，食生肉而饮乳汁，西北人则有之，脾胃弱者，未有不为虫为蛊也。

疫死牛肉，食之令病洞下，亦至坚积，宜利药下之。

疫死牛肉有毒，食之或发为洞泻，或留为坚积，宜下以去之。

脯藏米瓮中，有毒，及经夏食之，发肾病。

脯藏米瓮中，则与下条郁肉不殊，若在夏月，脯必败腐矣，腐气入肾，食之发肾病。

治自死六畜肉中毒方：

---

① 馁（něi 内）：食物腐烂变质。

② 狐死正丘首：传说狐将死时，必先摆正头的方向，使其朝着虎穴所在的土丘。以示不忘故土。见《礼记·檀弓》，此典出自《楚辞·九章·哀郢》："鸟飞反故乡兮，狐死必首丘。"

黄蘖屑捣服方寸匕。

六畜自死，必因毒疫，苦能解毒，黄蘖味之苦者。

治食郁肉①漏脯②中毒方：

烧犬屎，酒服方寸匕，每服人乳汁亦良。

饮生韭汁三升，亦得。

郁肉，密器盖之，隔宿者是也。漏脯，茅屋漏下沾着者是也。

治黍米中藏干脯，食之中毒方：

大豆浓煮汁，饮数升即解。亦治诸肉漏脯等毒。

《肘后方》云："此亦郁肉也，大豆能解诸毒，故用以治。"

治食生肉中毒方：

掘地深三尺，取其下土三升，以水五升，煮数沸，澄清汁，饮一升，即愈。

三尺以上曰粪，三尺以下曰土。土能解一切毒，非止解肉毒也。

治六畜鸟兽肝中毒方：

水浸豆豉，绞取汁，服数升愈。

豆豉为黑大豆所造，能解六畜胎子诸毒。

马脚无夜眼者，不可食之。

夜眼，在马前两足膝上，马有此能夜行，一名附蝉尸。

食骏马肉，不饮酒，则杀人。

马肉苦冷有毒，故饮酒以解之。孟诜曰："食马肉，毒发心闷者，饮清酒则解，饮浊酒则加。"《韩非子》曰："秦穆公亡

---

① 郁肉：腐烂变质的肉类。
② 漏脯：挂在檐下风干的肉，古人认为因屋漏沾水而有毒。

金匮要略直解

一七〇

骏马，见人食之。穆公曰：食骏马肉不饮酒者杀人。即饮之酒。居三年，食骏马肉者，出死力解穆公之围。"

马肉不可热食，伤人心。

马属火，在辰属午，故热食则伤心。

马鞍下肉，食之杀人。

马鞍下肉，多臭烂有毒，食之必杀人。

白马黑头者，不可食之。

食之令人癫。

白马青蹄者，不可食之。

《虎钤经》① 曰："白马青蹄，皆马毛之利害者，骑之不利人，若食之必能取害也。"

马肉、豚肉共食，饱醉卧，大忌。

马属火而豚属水，共食必不相宜，又醉饱而卧，是为大忌也。

驴马肉合猪肉食之，成霍乱。

诸肉杂食，伤损肠胃，撩乱脏腑，故成霍乱。

马肝及毛，不可妄食，中毒害人。

马肝及毛，皆有大毒，不可妄食。

治马肝毒中人未死方：马肝一名悬熮

雄鼠屎二七粒，末之，水和服，日再服。

屎尖者，是雄马禀火气而生，火不能生木，故有肝无胆，而木脏不足，故食其肝者死。汉武帝②云：食肉无食马肝。又

① 虎钤经：古兵书名。共20卷，210篇。北宋许洞撰。

② 汉武帝：应为汉景帝。《汉书·儒林传·辕固》："辕固，齐人也。以治《诗》，孝景时为博士，与黄生争论于上前……上曰：'食肉毋食马肝，未为不知味也；言学者毋言汤武受命，不为愚。'"

云：文成食马肝而死①。韦庄云："食马留肝"②，则其毒可和矣。马食鼠屎则腹胀，故川鼠屎而治马肝毒。以鼠子兽，而马午兽，物性相制也。

治马肝毒：

人垢，取方寸匕，服之佳。

人垢，汗所结也，味咸有毒，亦以毒解毒之以。

治食马肉中毒欲死方；

香豉二两　杏仁三两

上二味，蒸一食顷，熟，杵之服，日再服。

又方，煮芦根汁，饮之良。

香豉解毒，杏仁利气，则毒可除。芦根解诸肉毒。

疫死牛，或目赤，或黄，食之大忌。

牛疫死而目赤目黄者，疫厉之毒不去也，食之大忌。

牛肉共猪肉食之，必作寸白虫。

牛肉性滞，猪肉动风，入胃不消，酿成湿热，则虫生也。亦有共食而不生虫者，视人之胃气何如耳。

青牛肠，不可合犬肉食之。

青牛，水牛也，其肠性温；犬肉性热，温热之物不可合食。

牛肺，从三月至五月，其中有虫如马尾，割去勿食，食则损人。

春夏之交，湿热蒸郁，牛感草之湿热，则虫生于胃而缘入

---

① 文成食马肝而死：汉武帝时，齐地人少翁靠玩弄鬼神方术获赐封为文成将军，后被识破遭诛。后来有又一个方士奕大求见武帝，又害怕落得文成的下场，汉武帝找借口回答："文成食马肝死耳。"见《史记·封禅书》。

② 食马留肝：见唐末文学家韦庄《又玄集》自序。

肺窍，故勿食之。

牛、羊、猪肉，皆不得以楮木、桑木蒸炙食之，令人腹内生虫。

桑楮之木能去风，若以蒸炙肉食，反致风动虫生。

啖蛇牛肉杀人，何以识之？啖蛇者，毛发向后顺者是也。

治啖蛇牛肉，食之欲死方：

饮人乳汁一升，立愈。

又方，以泔洗头，饮一升，愈。

牛肚细切，以水一斗，煮取一升，暖饮之，大汗出者愈。

藏器[1]曰：北人牛瘦，多以蛇从鼻灌之，其肝则独，乳汁能解独肝牛肉毒，啖蛇牛当是独肝牛也。以泔洗头饮者，取头垢能吐其毒也。以牛肚煮服者，取其同类相亲，同气相求，大发其汗以出其毒也。

治食牛肉中毒方：

甘草煮汁饮之，即解。

甘草能解百毒。

羊肉，其有宿热者，不可食之。

羊之五脏皆平温，唯肉属火而大热，人宿有热者，不可食之。

羊肉不可共鱼、酪食之，害人。

生鱼，鲊之属酪，乳之属，生鱼与酪食，尚成内痕，加以羊肉食之，必不益人也。

羊蹄甲中有珠子白者，名羊悬筋，食之令人癫。

未详。

---

① 藏器：指陈藏器。唐代医家、药物学家。撰《本草拾遗》等书。

白羊黑头，食其脑，作肠痈。

羊脑有毒，食之发风疾，损精气，不唯作肠痈也。方书祇用为外敷药。

羊肝共生椒食之，破人五脏。

椒味辛，属金而克水，故不可与羊肝共食。孙真人云：最损小儿。

猪肉共羊肝和食之，令人心闷。

猪肉能闭血脉，与羊肝合食则滞气，故令人心闷。

猪肉以生胡荽同食，烂人脐。

胡荽损精神，发痼疾；猪肉令人乏气少精，发痼疾。宜其不可共食，若烂脐则不可解。

猪脂不可合梅子食之。

猪脂反梅子，又梅实发膈上痰，猪脂亦生痰之物，是不可合食。

猪肉和葵食之，少气。

葵性冷利，生痰动风，猪肉令人乏气，合食之，非止于少气也。

鹿肉不可和蒲白作羹，食之发恶疮。

鹿肉九月已后至正月已前能食。他月食之，则发冷痛，蒲白想是蒲笋之类，当详之。

麋脂及梅李子，若妊妇食之，令子青盲，男子伤精。

麋脂忌梅李，故不可合食。按麋蹄下有二窍，为夜目。《淮南子》云：孕女见麋而子四目。今食麋脂而令子青盲，物类相感，了不可知，共于胎教不可不慎也。又麋脂能痿阳伤精，麋角能兴阳益髓，何一体中而性治顿异耶？

獐肉不可合虾及生菜、梅李果食之，皆病人。

獐肉，十二月至七月食之动气；虾能动风热；生菜、梅李动痰。合食之皆令人病。

痼疾人，不可食熊肉，令终身不愈。

张鼎①曰：腹中有积聚寒热者，食熊肉永不除。

白犬自死，不出舌者，食之害人。

犬死必吐舌，舌不吐出者，必有毒。

食狗鼠余，令人发瘘疮。

余，狗鼠之剩食也，其涎毒在食中，人食之则毒散于筋络，令发瘘疮。

治食犬肉不消，心下坚或腹胀，口干大渴，心急发热，妄语如狂，或洞下方：

杏仁一升，合皮，熟，研用

以沸汤三升和，取汁分三服，利下肉片，大验。

犬肉畏杏仁，故能治犬肉不消。近人以之治狂犬咬皆此意。

妇人妊娠，不可食兔肉、山羊肉及鳖、鸡、鸭，令子无声音。

妊娠食兔肉，则令子缺唇；食羊肉，则令子多热；食鳖肉，则令子项短，不令无声音也；若食犬肉，则令子无声音。鸡鸭肉，胎产需以补益，二者不必忌之。

兔肉不可合白鸡肉食之，令人面发黄。

兔肉酸冷，白鸡肉酸寒，合食能停湿，故面发黄。

兔肉着干姜食之，成霍乱。

兔肉味酸，干姜味辛，辛能胜酸，故合食之成霍乱。陶弘景曰：并不可与橘芥同食。二味亦辛物也。

---

① 张鼎：唐代诗人。字台业。撰《唐才子传》等书。

凡鸟自死，口不闭，翅不合者，不可食之。

鸟自死，必敛翅闭口。若张翅开口，其死也异，其肉也必
毒，不可食之。

诸禽肉，肝青者，食之杀人。

青者必毒物所伤，故食之能杀人。

鸡有六翮四距者，不可食之。乌鸡白头者，不可食之。

二者为鸡中之怪异，不可食之。

鸡不可合葫蒜食之，滞气。

鸡能动风，蒜能动痰，风痰发动则气壅滞。

山鸡不可合鸟兽肉食之。

山鸡，鸡也。小于雉而尾长，人多畜之樊中，性食虫蚁而
有毒，非唯不可共鸟兽肉同食，即单食亦在所忌也。

雉肉久食，令人瘦。

雉肉有小毒，发疮疥，生诸虫，以此则令人瘦。

鸭卵不可合鳖肉食之。

鸭卵性寒，发冷气，鳖肉性冷亦发冷气，不可合食。

妇人妊娠，食雀肉，令子淫乱无耻。

雀性最淫。《周书》[1] 云："季秋雀入大水为蛤，雀不入水，
国多淫泆，物类相感，理所必然，妊娠者不可不识也。"

雀肉不可合李子食之。

雀肉壮阳益气，得李子酸涩，则热性不行，故不可共食。

燕肉勿食，入水为蛟龙所唼。

《淮南子》曰：燕入水为蜃蛤。故高诱[2]注：谓蛟龙嗜燕。人

---

[1] 周书：即《逸周书》。书名。隋唐以后亦称《汲冢周书》。
[2] 高诱：东汉文献注释学家。注有《淮南子》《吕氏春秋》等书。

食燕者，不可入水。而祈祷家用燕召龙能兴波祈雨，故名游波。雷公曰："海竭江枯，投游波而立泛，其召龙之说，似亦有之也。"

鸟兽有中毒箭死者，其肉有毒，解之方。

大豆煮汁盐汁，服之，解。

箭药多是射罔毒，射罔乃乌头所熬，大豆汁能解乌头毒故也。咸能胜热，故盐亦解其毒。

鱼头正白如连珠，至脊上，食之杀人。

鱼头中无腮者，不可食之。

能杀人，详《酉阳杂俎》①。

鱼无肠胆者，不可食之，三年阴不起，女子绝生。

鱼头似有角者，不可食之。

鱼目合者，不可食之。

《说文》曰："鱼，水虫也，怪异者不可食。"《吕氏春秋》曰："季冬之月，命渔师始渔，天子乃尝鱼，水族之关，古人亦不以为锢事而妄食也。"

六甲日，勿食鳞甲之物。

六甲日有六甲之神以直日，食鳞甲，则犯其忌也。

鱼不可合鸡肉食之。

今人常合食之，亦不见为害。或飞潜之物合食所当忌耶，或过之不消，则鱼能动火，鸡能动风，能令作病耶。

鱼不得合鸬鹚肉食之。

鸬鹚食鱼，物相制而相犯也，不可合食。

鲤鱼鲊不可合小豆藿食之，其子不可合猪肝食之，害人。

鲤鱼鲊、小豆藿味皆咸，咸能胜血，故陶弘景云：合食成

---

① 酉阳杂俎：书名。共 20 卷，续集 10 卷。唐代文学家段成式撰。

消渴，其子合猪肝食伤人神。

鲤鱼不可合犬肉食之。

鲤鱼犬肉，俱令热中，不可合食。

鲫鱼不可合猴雉肉食之。一云不可合猪肝食。

鲫鱼同猴雉肉、猪肝食，生痈疽。

鳀[①]鱼合鹿肉生食，令人筋甲缩。

鳀鱼，鲇鱼也。鳀鱼、鹿肉皆能治风，生食反伤其筋脉，致令筋甲缩。

青鱼鲊不可合生胡荽及生葵并麦酱食之。

青鱼鲊不益人，胡荽、生葵能动风发痼疾，必与青鱼鲊不相宜。鲊味咸，麦酱亦咸，合食必作消渴。

鳅、鳝不可合白犬血食之。

鳅、鳝为无鳞鱼，白犬血为地厌，非唯不可合食，抑卫生家所当忌也。又鳅、鳝善窜能动风，白犬血性热能动火，是不可合食。

龟肉不可合酒、果子食之。

仲景以龟肉忌酒果子，而苏恭以龟肉酿酒治大风。陶弘景曰：龟多神灵，人不可轻杀，更不可轻啖也，果子亦不知何果。

鳖目凹陷者及腹下有王字形者，不可食之。

《淮南子》曰："鳖无耳"，以目为听，目凹陷，则历年多而神内守，故名曰"神守"。若有王字，则物已灵异矣，食之有害。

其肉不得合鸡鸭子食之。

鳖肉令人患水，鸡子令人动风，鸭子令人气短，不可合食。

---

① 鳀（tí提）：鲇鱼。

龟鳖肉不可合苋菜食之。

龟鳖肉皆反苋菜，食之成鳖瘕。

虾无须及腹下通黑，煮之反白者，不可食之。

无须，失虾之形；腹黑，必虾之毒；色白，反虾之色。物既反常，必不可食。

食脍，饮奶酪，令人腹中生虫，为瘕。

脍乃生鱼所作，非胃弱所宜，奶酪之性黏滞，合而食之，则停留于胃，为瘕、为虫也。

脍食之，在心胸间不化，吐复不出，速下除之，久成癥病，治之方：

橘皮一两　　大黄二两　　朴硝二两

上三味，以水一大升，煮至小升，顿服即消。

橘皮能解鱼毒，硝黄能下癥瘕。

食脍多不消，结为癥病，治之方：

马鞭草

上一味，捣汁饮之。或以姜叶汁，饮之一升，亦消。又可服吐药吐之。

马鞭草味苦寒，下癥瘕破血。姜叶亦能解鱼毒。

食鱼后食毒，两种烦乱，治之方：

橘皮

浓煎汁，服之即解。

《神农经》曰：橘皮主胸中瘕热，逆气，通神明，鱼毒食毒俱可解。

食鯸鮧①鱼中毒方：

---

① 鯸鮧（hóuyí 侯夷）：河豚。

芦根

煮汁，取之即解。

鲢鱼，河豚也。河豚畏芦根，故其汁可解其毒。

蟹目相向，足斑目赤者，不可食之。

蟹骨眼而相背，相向者，其蟹异。足斑目赤者，其蟹毒，故不可食。

食蟹中毒治之方：

紫苏

煮汁，饮之三升。紫苏子捣汁食之，亦良。

又方：

冬瓜汁，饮二升。食冬瓜亦可。

紫苏冬瓜，并解鱼蟹毒。

凡蟹未遇霜，多毒。其热者，乃可食之。

未遇霜者，霜降节前也。节前食水莨菪，故有毒。霜降节后食稻将蛰，则熟而味美，乃可食也。莨菪，在水滨有大毒。

蜘蛛落食中，有毒，勿食之。

蜘蛛有毒，落食中，或有尿有丝粘食上，故不可食。

凡蜂蝇虫蚁等，多集食上，食之致瘘。

蜂蝇虫蚁，禀湿热而有毒，集食上而人食之，湿热之毒传于肌肉，致生瘘疮。

果实菜谷禁忌第二十五

果子生食，生疮。

诸果之实，皆成于夏秋，禀湿热之性，食之故令生疮。

果子落地经宿，虫蚁食之者，人大忌食之。

落地经宿则果坏，虫蚁食之则果毒，在人大忌食之，令人患九漏。

生米停留日多，有损处，食之伤人。

有损处，为虫鼠所食，皆有毒，故伤人。

桃子多食，令人热，仍不得入水浴，令人病寒热淋漓病。

桃实酸甘辛，生于春则味酸，成于夏则酸甘，成于秋则酸辛。其性热，故多食令人热也。若多食而入水浴，则酸味不得内泄，多令人疮。水寒之气，因而外客，故令人寒热也。

杏酪不熟，伤人。

古人杏酪，以酒蜜酿成，亦有甘草、生姜汁熬成者。以杏仁有毒，半生半熟，皆能害人也。今人另有制法。

梅多食，坏人齿。

梅实能致津液，津液出则骨伤。以肾主五液，齿为肾之标，故也。

李不可多食，令人肿胀。

李实味酸涩，多食则中气不行，而令肿胀。

林禽不可多食，令人百脉弱。

林禽酸涩而闭百脉，故多食令人百脉弱。

橘柚多食，令人口爽，不知五味。

橘柚味酸，能恋膈生痰聚饮，饮聚膈上，则令口淡不知味。

梨不可多食，令人寒中。金疮产妇，亦不宜食。

梨性大寒，故令人寒中。寒能凝血脉，故金疮、产妇不宜食之。

樱桃、杏多食，伤筋骨。

樱杏性热，销铄筋骨。

安石榴不可多食，损人肺。

安石榴酸涩，多食则上焦之气涩以收而肺气损。

胡桃不可多食，令人动痰饮。

胡桃能润肺，消痰。今令人动痰饮，何也？以胡桃性热，多食则煎熬津液，而为痰饮矣。

生枣多食，令人热渴气胀。寒热羸弱者，弥不可食，伤人。

生枣味甘辛气热，以辛热令人渴，甘则令人气胀也。羸弱者，内热必盛，而脾胃必虚，故弥不可食。

食诸果中毒治之方：

猪骨烧过

上一味，末之，水服方寸匕，亦治马肝漏脯等毒。

猪骨治诸果毒，亦治马肝漏脯毒，其义不可晓。

木耳赤色及仰生者，勿食。

菌仰卷及赤色者不可食。

木耳诸菌，皆覆卷，仰卷则变异，色赤则有毒，故不可食。巢元方曰：蕈菌①之属，并是郁蒸湿气变化所生，有毒。食之多致死。不死者，亦烦闷吐利，良久乃醒也。

食诸菌中毒，闷乱欲死，治方：

人粪汁，饮一升；土浆，饮一二升；大豆浓煮汁，饮之；服诸吐利药，并解。

人粪、土浆、豆汁俱能解毒，或吐利以解其毒。

食枫橱菌而笑不止，治之以前方。

弘景曰："枫木上生者，令人笑不止，以地浆解之。"

误食野芋，烦毒欲死，治之以前方。

其野芋根，山东人名魁芋，人种芋三年不收，亦成野芋，并杀人。

---

① 蕈菌：指生长在树林里或草地上的各种真菌。

野芋三年不收，又名梬芋，味辛冷有毒，只可敷摩疮肿。人若食之，中其毒。土浆、豆汁、粪汁俱可解也。

蜀椒闭口者，有毒。误食之，戟人咽喉，气病欲绝，或吐下白沫，身体痹冷，急治之方：

肉桂煮汁饮之，多饮冷水一二升，或食蒜，或饮地浆，或浓煮豉汁饮之，并解。

蜀椒气大热，有毒，味辛麻。闭口者毒更甚。辛则戟人咽喉，麻则令人吐下白沫，身体痹冷也。冷水地浆豉汁寒凉，能解热毒。其桂蒜大热，而肘后诸方亦云能解椒毒，不知其意，岂因其气欲绝，身体冷痹而用耶。

正月勿食生葱，令人面生游风。

正月甲木始生，人气始发，葱能走头面而通阳气，反引风邪而病头面，故令生游风。

二月勿食蓼，伤人肾。

扁鹊云："食蓼损髓少气减精"。二月木正王，若食蓼以伤肾水，则木不生，故二月勿食。

三月勿食小蒜，伤人志性。

小蒜辛热有毒，三月为阳气长养之时，不可食此夺气伤神之物。

四月、八月勿食胡荽，伤人神。

胡荽，蕈草也。辛芳之气，损人精神。四月心火正王，八月肺金将敛，以心藏神而肺藏魄，食此走散之物，必能伤神也。

五月勿食韭，令人乏气力。

韭菜春食则香，夏食则臭。脾恶臭而主四肢，是以令人乏气力。

五月五日勿食一切生菜，发百病。

五月五日为天中节，为纯阳日，人当养阳以顺令节。若食生菜则伐天和，故生百病。

六月、七月，勿食茱萸，伤神气。

六、七月阳气尽发，吴茱萸辛热。辛能走气，故伤神气。

八月、九月勿食姜，伤人神。

八、九月人气收敛，姜味辛发，食之则伤神也。《云笈七签》①曰："九月食生姜，成痼疾"。孙真人曰："八、九月食姜，至春多患眼，损筋力，减寿"。朱晦庵②有"秋姜天人天年"之语，谓其辛走气泻肺也。

十月勿食椒，损人心，损心脉。

《内经》曰："九月、十月人气在心"。椒能走气伤心，故伤心脉。

十一月、十二月勿食薤，令人多涕唾。

薤白气味冷滑，能引涕唾，非独十一月、十二月然也。

四季勿食生葵，令人饮食不化，发百病。非但食中，药中皆不可用。深宜慎之。

脾王四季，生葵冷滑，非脾所宜。发病之物，药饵中皆不宜也。

时病差未健，食生菜，手足必肿。

时病，热病也。热病新差，而脾胃尚弱，食生菜则伤脾，故令手足浮肿。

夜食生菜，不利人。

夜食生菜，则易停留而难转化，不利于人也。

十月勿食被霜生菜，令人面无光，目涩，心痛，腰疼，或

---

① 云笈七签：书名。北宋张君房撰，是择要辑录《大宋天宫宝藏》内容的一部大型道教类书。

② 朱晦庵：指朱熹。北宋理学家，号晦庵。

金匮要略直解

一八四

发心疟。疟发时，手足指爪皆青，困委。

《道藏》云："六阴之月，万物至此归根复命，以待来复，不可食寒冷以伐天和。"生菜性冷，经霜则寒。寒冷之物，能损阳气，食之能发上证。

葱、韭初生芽者，食之伤人心气。

萌芽含抑郁之气未伸，食之能伤心气。

饮白酒，食生韭，令人病增。

饮白酒而食生韭，则神昏目暗，故寇宗奭曰：酒后尤甚。

生葱不可共蜜食之，杀人。独颗蒜弥甚。

孙真人曰："葱同蜜食，令人利下。"独蒜气味辛臭，与蜜更不宜也。

枣和生葱食之，令人病。

枣与葱食，令五脏不和。

生葱和雄鸡、雉、白犬肉食之，令人七窍经年流血。

葱性热，鸡雉犬肉皆动风热，热伤血脉，故也。

食糖、蜜后四日内，食生葱、韭，令人心痛。

蜜与葱、韭、蒜皆相反，虽食蜜后四日内，尤忌之。相犯乃令人心痛。

夜食诸姜、蒜、葱等，伤人心。

人之气尽行于阳，而夜行于阴。夜食辛物以扰乎阳，则伤上焦心膈之阳气也。

芜菁根多食，令人气胀。

芜菁，即蔓菁也。多食动气。

薤不可共牛肉作羹食之，成瘕病。韭亦然。

薤、韭、牛肉，皆难克化之物，积而不消，则为瘕瘕。

莼①多食，动痔疾。

李延飞②曰："莼性滑，故发痔疾。"

野苣不可同蜜食之，作内痔。

野苣，苦荬也。性苦寒，能治痔，与蜜同食复生内痔，物性相忌，则易其性也。

白苣不可共酪同食，作䘌虫③。

白苣苦寒，奶酪甘寒，合食停于胃中，则生蚀。

黄瓜食之发热病。

黄瓜动寒热虚热，天行热病后，皆不可食。

葵心不可食，伤人，叶尤冷，黄背赤茎者，勿食之。

葵心有毒，其叶黄背赤茎者，亦有毒，不可食。

胡荽久食之，令人多忘。

胡荽开心窍伤神，久食之故令人多忘。

病人不可食胡荽及黄花菜。

胡荽发痼疾，黄花菜苦寒，皆不利病人。

芋不可多食，动病。

芋难克化，滞气困脾。

妊娠食姜，令子余指。

余指，六指也。姜形如列指，物性相感也。

蓼多食，发心病。

蓼和生鱼食之，令人夺气，阴核疼痛。孙真人曰：黄帝云：食蓼过多，有毒，发心痛，以气味辛温故也。生鱼鲊之属，合

---

① 莼（chún 纯）：又名水葵、马蹄草等，多年生水草，浮在水面，叶子椭圆形，开暗红色花。

② 李延飞：古代医家，生平不详。

③ 䘌（zhōng 中）虫：蚱蜢。

食则相犯，令人脱气，阴核痛。

芥菜不可共兔肉食之，成恶邪病。

芥菜昏人眼目，兔肉伤人神气，合食必为恶邪之病。

小蒜多食，伤人心力。

小蒜辛温，有小毒，发痼疾，多食气散，则伤心力。

食躁或躁方：

豉

浓煮汁饮之。

豉汁虽能解毒，而躁字有误。

钩吻与芹菜相似。误食之，杀人，解之方：

荠苨八两

上一味，水六升，煮取二升，分温二服。

钩吻生地傍，无他草，其茎有毛，以此别之。

菜中有水莨菪，叶圆而光，有毒。误食之，令人狂乱，状如中风。

甘草

煮汁，服之即解。

荠苨、甘草，解百药毒。

春秋二时，龙带精入芹菜中，人偶食之为病，发时手青，腹满痛不可忍，名蛟龙病。治之方：

硬糖二三升

上一味，日两度服之，吐出如蜥蜴三五枚，差。

芹菜生江湖陂泽之涯。蛟龙虽云变化莫测，其精那能入此，大抵是蜥蜴虺蛇之类，春夏之交遗精于此，故耳。且蛇嗜芹，尤为可证。按《外台秘要》云："蛟龙子生在芹菜上，食之入腹，变成龙子，须慎之，饴粳末、杏仁、乳饼煮粥食之，吐出蛟子大验，仲景用硬糖治之。"余考之木草并无硬糖，当是粳米饴糖无疑，二物味甘，甘能解毒故也。

食苦瓠①中毒治之方：

黍穰

煮汁，数服之解。

苦瓠，匏②也。《诗》云："匏有苦叶"。《国语》云："苦匏不材于人，共济而已。"此苦瓠也。黍穰能解苦瓠毒者，《风俗通》③云："烧穰可以杀瓠"。或云："种瓠之家不烧穰，种瓜之家不烧漆"。物性相畏也。人食苦瓠过分，吐利不止者，以黍穰汁解之，本诸此。

扁豆，寒热者不可食之。

扁豆微补，患寒热者不可食。

久食小豆，令人枯燥。

小豆逐津液，利小便，津液消减，故令肌肤枯燥。

食大豆屑，忌啖猪肉。

大豆壅气，猪肉滞膈，故忌之，小儿十岁以下尤忌。

大麦久食，令人作癣。

大麦下气，久食令手足痿弱而懒惰。

白黍米不可同饴蜜食，亦不可合葵食之。

黍米令人烦热，饴蜜令人中满，故不可同食。黍米合葵食成痼疾，亦不可合食。

---

① 瓠（hù 户）：一年生草本植物，茎蔓生，夏天开白花，果实长圆形，嫩时可食。

② 匏（páo 袍）：一年生草本植物。果实比葫芦大，对半剖开可做水瓢。

③ 风俗通：书名。原书 23 卷，现存 10 卷，附录一卷。东汉应劭撰。

茂麦①面多食之，令人发落。

茂字有误，当详之。

盐多食，伤人肺。

盐味咸，能伤肾，又伤肺，多食发哮喘，为终身痼疾也。

食冷物，冰人齿。

食冷物，勿饮冷水。

寒热相搏也。

饮酒食生苍耳，令人心痛。

苍耳有刺有毒，饮酒食之，必留于胃脘而作痛。

夏月大醉汗流，不得冷水洗着身及使扇，即成病。

夏月大醉汗流，浴冷水即成黄汗，扇取凉即成漏风。

饮酒，大醉灸腹背，令人肠结。

勿灸大醉人，此灸家所必避忌也。

醉后勿饱食，发寒热。

大醉则肝浮胆横，大饱则筋脉横解，因有寒热之病。

饮酒食猪肉，卧秫稻穰中，则发黄。

饮酒而食肉，则腠理开，卧稻穰中，则湿热入，是以发黄也。

食饴，多饮酒，大忌。

酒家忌甘。

凡水及酒，照见人影动者，不可饮之。

此涉怪异，宜不可饮。

醋合酪食之，令人血瘕。

醋酸敛而酪黏滞，令作血瘕。

---

① 茂（qiáo 荞）麦：即荞麦，茂为荞的异体字。程林当成错字。

食白米粥，勿食生苍耳，成走注。

白米粥能利小便，苍耳子能搜风，小便利而食搜风之物，虚其经络，反致走注疼痛。

食甜粥已，食盐即吐。

甘者令人中满，食甜物必泥于膈上，随食以盐，得咸则涌泄也。

犀角筋搅饮食，沫出及浇地坟起者，食之杀人。

犀食百草之毒及众木之棘。而知饮食之毒，若搅饮食白沫出者，必有毒也，浇地坟起者，怪异也，不可食。

饮食中毒，烦满，治之方：

苦参三两　苦酒一升半

上二味，煮三沸，三上三下，服之，吐食出，即差。

酸苦涌泄为阴，苦参之苦，苦酒之酸，所以涌泄烦满而除食毒。

又方，犀角汤亦佳。

犀角亦解食毒。

贪食，食多不消，心腹坚满痛，治之方：

盐一升　水三升

上二味，煮令盐消，分三服。当吐出食，便差。

咸味涌泄，盐水以越心腹坚满。

矾石，生入腹，破人心肝，亦禁水。

矾石伤骨蚀肉，内用必伤心肝也。矾石得水则化，故亦禁水。

商陆，以水服，杀人。

商陆有大毒，能行水而忌水服，物性相恶而然也。故方家多以为外敷药，亦人所不轻用者。

葶苈子传头疮，药气入脑，杀人。

葶苈大寒，虽能传头疮杀虫，若寒气攻脑，亦能害人也。

水银入人耳及六畜等，皆死。以金银着耳边，水银则吐。

水银有大毒，入耳则沉经坠络，皆能死人。以金银着耳边引之，则水银吐出。此同类易施功，若非类则难为巧也。

苦楝无子者杀人。

苦楝有雌、雄两种，雄者无子，根亦有毒，服之使人吐不能止，时有至死者；雌者有子，根白微毒，可入药用。

凡诸毒，多是假毒以投，无知时，宜煮甘草荠苨汁饮之，通除诸毒药。

凡诸毒，多是借饮食以投毒，而服毒之人原自不知，时时煮甘草荠苨汤饮之，以二物能解草石百毒也。

校注后记

《金匮要略直解》一书，为较早注解《金匮要略》的著作，取名"直解"，是由于程林感慨赵以德、胡引年所撰《二注》错讹甚多，恐其影响读者对仲景本义的理解，故广求善本，撰注成书，以融汇前人学术经验的方式，直接解释原文各篇条文，注释宗旨在于"直截简切，文理详明，期于取用，不故作僻语迂论曲解"。

本书成书以来，受到一定关注，但后世医家多认为程氏"以经证经"的思想过于保守，故研究相对不足。

一、作者

程林，字云来，别号静观居士，明末清初医家，生卒年不详。为新安（今安徽歙县）槐塘人。其为程衍道（敬通）的族孙，与程应旄（郊倩）同族，并同为新安医家代表人物。新安是"徽州府"（辖歙、黟、休宁、绩溪、祁门、婺源六县）的古称，因境内有新安江、新安山而得名。据不完全统计，自宋代至新中国建立前，"徽州府"医家有900多人，医籍有800多种。

程林为新安医家的代表人物之一，但其生平仅散见于各种文献中，未能了解其全貌。据记载，其有巧思绝艺，善书画，精刻篆，工文章。曾流寓西泠（杭州），钻研医学近30年，闭门著书，撰有《伤寒论集注》、《金匮要略直解》3卷、《本草笺要》、《一屋微言》、《医暇卮言》2卷、《即得方》等，每书的论述皆有独到之处。他不仅喜好藏书，而且重视刻书，并将诊金收入作为刊书之资。康熙二十年（1681），程林在江苏淮阴删定刊刻《圣济总录纂要》26卷，使这部长达200卷的宋代巨著由博返约，以利后学。

《金匮要略直解》一书中，程林采取"以经证经"之法，注释内容悉本《灵枢》《素问》《神农本草经》《脉经》《难经》《甲乙经》《中藏经》及《伤寒论》等古典医籍，并附六朝、唐、宋名家之论。该法后世医家批评者居多，认为程林这种"以经证经"的注释方法虽然避免了以往某些注家囿于主观猜测，却也反映出其学术思想趋于保守，很少发挥自己的见解。但通过本次整理发现，程林在书中列出"风气能生万物，亦能害万物"论、察色等诸多专论，均体现出自己的学术思想，结合其传世的《医暇卮言》等著作，可知程林学术思想并非保守，只是为了避免个人提出的观点会影响读者对仲景本义的理解，故而采取"以经证经"之法，具有颇多可取之处。

二、版本

经考察，《金匮要略直解》的版本传世不多。现存清康熙十二年癸丑（1673）刻本（简称"康熙本"），清卓观堂据康熙十二年刻本影刻本（简称"卓观堂本"），抄本，日本抄本（简称"日抄本"），1930年上海中医书局铅印本（简称"铅印本"），河南中医学院图书馆馆藏清衙藏本（简称"清衙藏本"）等。

1."康熙本"为清康熙十二年癸丑（1673）刻本，其年代最早，并且内容完整。

2."卓观堂本"为据康熙十二年刻本影刻本，时间较"康熙本"为晚，内容与"康熙本"一致。

3.抄本此次整理未见到。

4."日抄本"为上海中医药大学图书馆馆藏，与康熙本比较，较多内容节略，主要为《金匮要略》原条文、所附方剂，且部分内容与康熙本有出入。本次整理以日抄本为校本。

5. "铅印本"为1930年秦伯未整理的《金匮直解》，已失去程林校注的原貌。

6. "清衙藏本"为清本衙藏版，河南中医学院图书馆藏，在《中国中医古籍总目》中被归入"清康熙十二年癸丑（1673）刻本"，但二者事实上有所区别。其书名为《金匮要略玉函经》，内容与"康熙本"保持一致，但少了"序三"，书前牌记总题"程云来、徐忠可两先生评注"。考历代医籍中关于《金匮要略》的记载并无"金匮要略玉函经"的称呼，程林也未有以"金匮要略玉函经"为名的著述，但曾于顺治四年丁亥刊刻过《广成子玉函经》一书（脉学著作，详见《中国中医古籍总目》"玉函经"条）。故清衙藏本应为后世据程林所著《金匮要略直解》与所刻《广成子玉函经》合刻而成，至于清衙藏本只存《金匮要略直解》，而无《广成子玉函经》，应为年久佚失所致。今康熙本并无《广成子玉函经》部分，可证二书并非一书。

三、本书特色

本书为程林在广求善本的基础上，融汇前人学术经验，撰注成书，注释宗旨在于"直截简切，文理详明，期于取用，不故作僻语迁论曲解"。其编纂及学术特点主要体现在以下两方面。

1. 引用古籍经典及医家论述，不故作僻语迁论曲解

从内容看，为使读者能够真正理解仲景本意，而不为注者主观意见所影响，本书引用经典医籍众多，主要包括《灵枢》《素问》《神农本草经》《脉经》《难经》《甲乙经》《中藏经》及《伤寒论》，均以原文列出，"不故作僻语迁论曲解，以欺误人也"。同时，程氏认为："读仲景《金匮》，必融会仲景《伤

寒》，否则得此失彼。"这一观点对后世学者有所启发。

除经典著作外，作者选取历代各家论述众多，尤其是郭白云、庞安常、成无己、陶节庵、王好古、寇宗奭等医家之论，多有引证。

2. 广求善本校注，参以己意论述

作者之所以校注整理《金匮要略直解》，主要是有感于当时流行的明初赵以德注、后胡引年注的《金匮玉函经二注》"讹舛甚多"，不便于学，故广求善本改正。李锦在序中指出："程氏家藏医书，俱灵符宝录"，为程林提供了丰富的文献资料。

同时，程林在书中列出"风气能生万物，亦能害万物"论、察色、论舌等专论，为对仲景"风气"理论、五色诊、舌诊等内容的进一步阐述，均体现出自己的学术思想。

3. 言简意精，申明仲景原意

程氏之注，言简意精，通俗易懂。如释大黄䗪虫丸条曰：正气内伤，血脉凝积，致有干血积于中，而尪羸见于外。大黄䗪虫丸以下干血，干血去则邪除正旺，是以谓之缓中补虚，非大黄䗪虫丸能缓中补虚也。经其演绎，使仲景原意明朗易解。

总 书 目

I

本　草

药征

药鉴

药镜

本草汇

本草便

法古录

食品集

上医本草

山居本草

长沙药解

本经经释

本经疏证

本草分经

本草正义

本草汇笺

本草汇纂

本草发明

本草发挥

本草约言

本草求原

本草明览

本草详节

本草洞诠

本草真诠

本草通玄

本草集要

本草辑要

本草纂要

识病捷法

药征续编

药性提要

药性纂要

药品化义

药理近考

炮炙全书

食物本草

见心斋药录

分类草药性

本经序疏要

本经续疏证

本草经解要

分部本草妙用

本草二十四品

本草经疏辑要

本草乘雅半偈

生草药性备要

芷园臆草题药

明刻食鉴本草

类经证治本草

神农本草经赞

艺林汇考饮食篇

本草纲目易知录

汤液本草经雅正

神农本草经会通

神农本草经校注

分类主治药性主治

新刊药性要略大全

鼎刻京板太医院校正分类青囊药性赋

方　书

医便

卫生编

袖珍方

内外验方

仁术便览

古方汇精

圣济总录

众妙仙方

李氏医鉴

医方丛话

医方约说

医方便览

乾坤生意

悬袖便方

救急易方

程氏释方

集古良方

摄生总论

辨症良方

卫生家宝方

寿世简便集

医方大成论

医方考绳愆

鸡峰普济方

饲鹤亭集方

临证经验方

思济堂方书

济世碎金方

揣摩有得集

龂斋急应奇方

乾坤生意秘韫

简易普济良方

名方类证医书大全

南北经验医方大成

新刊京本活人心法

临证综合

医级

医悟

丹台玉案

玉机辨症

古今医诗

本草权度

弄丸心法

医林绳墨

医学碎金

医学粹精

医宗备要

医宗宝镜

医宗撮精

医经小学

医垒元戎

医家四要

证治要义

松厓医径

济众新编

扁鹊心书